JN209805

お茶の水健康長寿クリニック院長
白澤卓二
Takuji Shirasawa

認知症生還者《サバイバー》の証言

アルツハイマー型認知症と診断されてから改善するまで

すばる舎

本書第2部に掲載した内容は、すべてインタビュー当時のものです。

はじめに

私がアルツハイマー病の研究を始めたのが1990年、東京都老人総合研究所（現在の東京都健康長寿医療センター研究所）に赴任した年だった。

それまで、大学院で学んできた免疫学から、新たな神経科学という研究分野に大きく舵を切った。その当時はアルツハイマー病といっても認知度が低く、臨床も病理の一から勉強し直した。

私の勤務した基礎病理学部門は病理解剖を担当していたので、私はアルツハイマー病の病理の研究からスタートした。アルツハイマー病は肉眼病理では、脳の萎縮が特徴的で、顕微鏡で萎縮した脳を観察すると、老人斑と神経原線維変化という異常構造物が確認できる。その当時、老人斑の成分はアミロイドβというタンパク質の成分から構成されることがわかっていたが、それが「どこからやって来るのか」は理解されていなかった。神経原線維変化も「タウ」というタンパク質がよじれた構造物であるが、「どうしてよじれるのか」が理解されていなかった。

その後の研究で、アミロイドβはアミロイド前駆体タンパク質の特定の部位が切り取られて細胞外に分泌されていることがわかった。謎はさらに深まり、いまだにこのアミロイドβの本来の生理学的意義や、この異常タンパク断片の蓄積が病気の原因なのか結果なのか解明されていない。

1997年になり、私はアルツハイマー病の最大の原因が「加齢」そのものであることに注目した。加齢の速度を遅くすることができれば、アルツハイマー病の発症を遅らせ、進行を遅くすることができるのではないかと考えた。当時、寿命の実験に使っていた線虫という虫を研究室に導入して寿命を延ばして個体の老化を遅らせる研究に取り組んだ。

一方で100歳でもボケずに元気な高齢者の研究である「百寿研究」に興味を持ち、「100歳で元気な高齢者は、どうしてアルツハイマー病を発症しなかったのか」という新たな視点を研究に取り入れた。

2013年になり『アルツハイマー病が劇的に改善した!』というメアリー・ニューポート医師の翻訳本を監修した。ココナツオイルにより認知機能が改善された若年性アルツハイマー病の症例が紹介され、食事による治療や予防という新たな選択肢が示されていた。アルツハイマー病を食事で予防できるかもしれないという可能性が示されていた。

2016年にメキシコの医師で発達障害の治療に神経再生療法を応用していたカルロス・

アギラー医師に出会い、Ｐ３００という機能性脳波検査により神経回路のダメージと神経再生を正確に診断・評価できることを教えてもらった。

２０１８年になり『アルツハイマー病 真実と終焉』というデール・ブレデセン博士のベストセラー本の翻訳本を監修した。解毒・栄養療法という、さらに新たなアルツハイマー病の治療選択肢が提示されていて、しかも、早期患者に対して9割の認知機能改善効果が記載されていた。

私は２０１８年にお茶の水健康長寿クリニックを開業し、アルツハイマー病の患者にこれらの新たな選択肢を与えるべきと考え、ココナツオイルや解毒療法、神経再生治療を組み合わせた解毒・再生治療プログラムを構築し、認知症患者にプログラムの提供を始めた。

これまで、１００症例以上の認知症患者に対して、この解毒・再生治療プログラムを試し、驚くべきことに全例で神経再生を確認することができた。

ついに神経再生治療が可能な時代になったのだ。本書はこの治療プログラムにより認知機能が回復した患者様の「生の声」を編集したものである。

お茶の水健康長寿クリニック 院長　　白澤 卓二

目次

第2部 患者・家族の証言

すばる舎から読者のみなさまへ

●本書における日本および諸外国の登録商標表記については、煩雑になることを避けるため、™、®、© などは省略しています。

●本書における原著論文、研究報告などの引用について、原著者、筆頭研究者などの所属、肩書きは執筆された当時のものです。

●「解毒・神経再生治療」は、本書著者である白澤卓二お茶の水健康長寿クリニック院長の考案した方法です。

●本書で紹介された治療の効果、感想などについては個人の体験に基づくものであり、個人差もあるため、すべての人に完全に同等の効果を保証するものではありません。

●本書に書かれていることを読者が実行する場合は、事前に主治医に相談し、同意を得て下さい。

●本書に紹介された概念、予防法、治療法、アドバイスなどは、読者を直接診察する主治医の診療に代わるものではありません。本書で紹介された記事内容に従ったことにより生起した、いかなる損害についても、出版社や著者は責任を負いかねますので、予めご了承下さい。

●本書の内容に関連した個人的なアドバイスやサービスなどについて、出版社、著者は提供しておりません。

●本書で紹介された検査、診察、治療を受けることを希望される場合は、著者のクリニック相談窓口までお問い合わせ下さい。

お茶の水健康長寿クリニック（自由診療）
〒101 - 0062　東京都千代田区神田駿河台 2 - 8　瀬川ビル 7F
03 - 3868 - 2041（月曜～金曜・受付 10:00 ～ 18:30）
http://ohlclinic.jp/

第1部

脳神経再生治療とは

認知機能はどのようにして再生できるのか

脳神経細胞再生のカギとなる「幹細胞」

まず、「幹細胞」のお話をしましょう。

幹細胞というのは「自己分裂できる」ことと、「さまざまな機能を持つ細胞に分化できる」という二つの能力を持つことが、その定義になっています。

骨髄や脳の中にある細胞は、かなりの可能性を秘めていて、分化していろいろな細胞になり得るだろうと考えられています。

ただし、1個の幹細胞を持ってきたからといって、自由に分化できるわけではなく、この細胞は住んでいる場所が重要なのです。

その場所で幹細胞が生きられて、分化できる環境が非常に大事であることがよくわかってきました。

この性質を無視すると、「再生治療」はうまくいかないのです。

iPS細胞を使った再生治療は、試験管の中（インビトロ）で、これを実現しようというもので、非常にハードルが高いアプローチと言えます。

それよりも、自分が持っている幹細胞に分化誘導をかけたり、増やしたりするテクノロジーのほうが、より実践的で、研究する価値もあるでしょう。

例えば、野球選手の「軟骨がすり減った」というような事例については、試験管の中でシートを作り、障害された部分に入れて、骨を再生させることはできるだろうと思います。

心臓もシートを作って、梗塞などがある部分に貼り付けることによって、再生の手伝いもできるでしょう。

膵《すい》臓のβ細胞も、網脈の中に、「塊《かたまり》」を島のようにして定着できれば、糖尿病も解決できるかもしれません。

しかし、認知機能に関しては、いくら幹細胞から分化させた神経細胞の「塊」を入れたところで、決して回復はできないのです。

考えてみれば、これは当たり前の話ですが、脳神経の中で、それが唯一できるかもしれないと思われるのはパーキンソン病の例です。

患者さんの中脳に、胎児からの副腎細胞を「塊」として移植したら改善したという臨床研究があります。

それ以外の脳の病気に関してはおそらく、「塊」を入れて機能回復させるというようなことは、科学的に考えて非現実的なアプローチだろうと思います。

私は、認知機能を再生するアプローチに関しては、iPS細胞や試験管の中（インビトロ）で増やした細胞を入れるアプローチより、アギラー先生が行っている、自分自身の幹細胞に分化誘導をかけるアプローチしかないだろうと思います。

認知機能の再生について考える時、まず、再生すべき神経幹細胞が、どこに、どのぐらいいるのかを知ることが非常に重要になります。

脳神経幹細胞の研究が始まった頃の論文を紹介しましょう。

1990年代「ネイチャーニューロサイエンス」に載った、ドイツのゲルト・ケンパーマン博士の研究があります。

ネズミの脳の海馬には幹細胞があって、これが環境刺激に応じて分裂・分化して認知機能を上げていくことを証明したものです。彼は次のような四つの群に分けて、どういう刺激が幹細胞を増殖させるのかを比較しました。

①コントロール群（なにもしない・比較基点）
②学習（水迷路）
③運動（ランニング）
④豊かな環境（遊具やランニングなどの環境）

幹細胞というのは、分裂して分化するだけでは不十分で、その後、成熟した細胞が「シナプス」を作って、電気が流れないと生き残れません。

ですから、ケンパーマン博士は、神経幹細胞の「分裂活性」と「生存率」を別々に測定することを考えました。

幹細胞が最終的に成熟して分化するのは1か月後なので、1か月後に生き延びている細胞がいくつあるかということと、短時間の24時間後に細胞がいくつ増えたかを調べました。

24時間後の細胞数からは分裂活性を、1か月後の細胞数からは生存率がわかるという二つの観点から、脳の刺激と幹細胞の分裂、生存に関わる要因の評価をしました。

ここからわかったことは、

・短時間のうち一番、幹細胞の分裂活性が見られたのは、③運動群
・最終的に一番、幹細胞の生存率が高かったのは、④豊かな環境群

ということでした。

この研究の結果を新聞連載で紹介したら、新聞の読者が「先生、僕は夕方になるとガヤガヤした飲み屋に走って行ってるんですけど、それがよかったんですね」という投書がありまして、「そういう拡大解釈もあるのか」と思ってびっくりしました。

「実験でネズミが走るのと、あなたが小走りに飲み屋に行くのとは相当違いますよ」

ということを言いましたが…。


ネズミの場合、幹細胞は海馬に集中しているのですが、人の場合は、脳質の周りや皮質に存在していると考えられています。

■脳神経細胞の構造

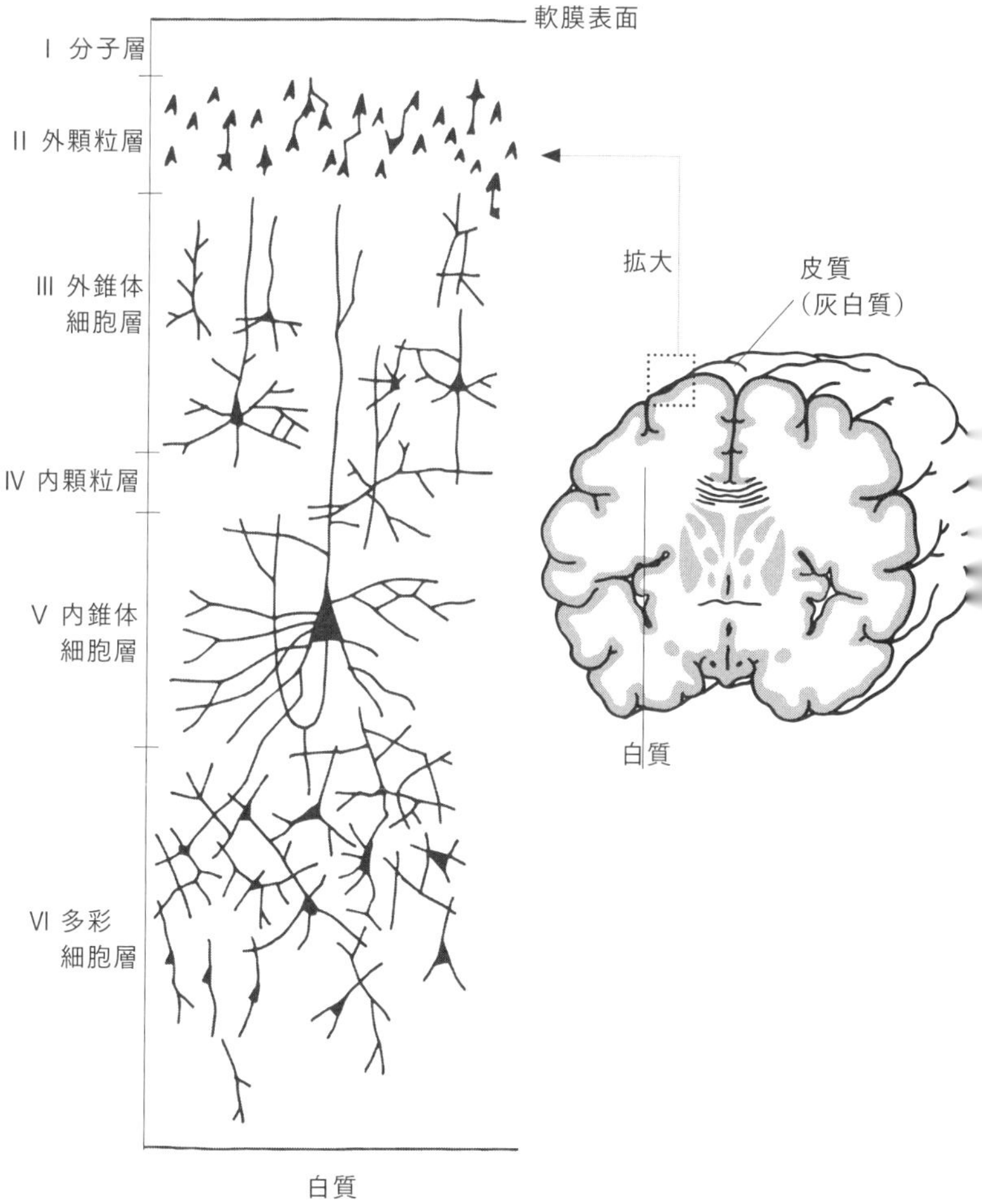

例えば、人が脳梗塞などを起こすと、皮質や脳室にいる幹細胞がレスキューに向かって行くというようなことが起きていると考えられます。

アルツハイマー病の特徴的なＭＲＩ画像で、萎縮が非常に激しい例では、専門家でない普通の内科医でも萎縮があることがわかります。ただし、これだけでアルツハイマー病という確定診断には至りません。

ただ、現状ではそれ以上、診断する方法がないので、ＭＲＩ検査とスペクト検査（ＳＰＥＣＴ：脳血流シンチグラフィ）を実施してアミロイドβの沈着を見ます。処方薬としてアリセプトを出すために「アルツハイマー病」という保険病名をつける必要があるので、患者さんに「あなたはアルツハイマー病です」と言うわけです。

こう診断されて、当クリニックに来た患者さん全員に脳波の検査を実施すると、３分の１ぐらいはアルツハイマー病ではないのです。

このことから言えるのは、脳に萎縮が見られることをもって、アルツハイマー病と診断できないということです。

今の医療は、どうしても「どのような保険病名をつけるか」ということが求められる仕組みになっています。言わば、「白黒をつける医療」と言ってもいいので、患者さんや家族のみなさんも、そう考えることが常識になっていて、「私はアルツハイマー病なんですか？」「私は認知症なんですか？」ということをしきりに聞かれるのですが、ほとんどがグレー（中間的）です。

むしろ点数をつけてあげたほうがわかりやすく、「アルツハイマー病の進行度は○%」というように評価型にしたほうがいいだろうと思います。

神経細胞の分化メカニズム

幹細胞の分化の話に戻りましょう。次ページの図で、神経幹細胞がどういうふうに分化をしてくるかということを説明します。

図中の②が、幹細胞の条件の一つ、自分自身を複製する力です。

図中の③が、もう一つの力、分化する能力です。

つまり、②で自分を増やしながら、③以降に進み、分化できるということがポイントです。全部分化してしまったら自分自身の複製がなくなってしまいますので、幹細胞とは言えません。

神経細胞は、一個の細胞から分化して、どこで運命が決まるかというと③です。ここからは決して②に戻らない。ふらふらしているような細胞は一つもないのです。

神経細胞になる時には神経突起ができるような分化と、その神経突起の先で何を産生するか、例えば、GABA作動性ニューロンなのか、グルタミン酸作動性ニューロンなのか、どのようなものを作るかは、どの酵素を誘導するかということによって違ってくるのです。

そして、神経細胞はシナプスができないと死ぬ。これが特徴です。

■神経幹細胞における自己複製と分化の過程

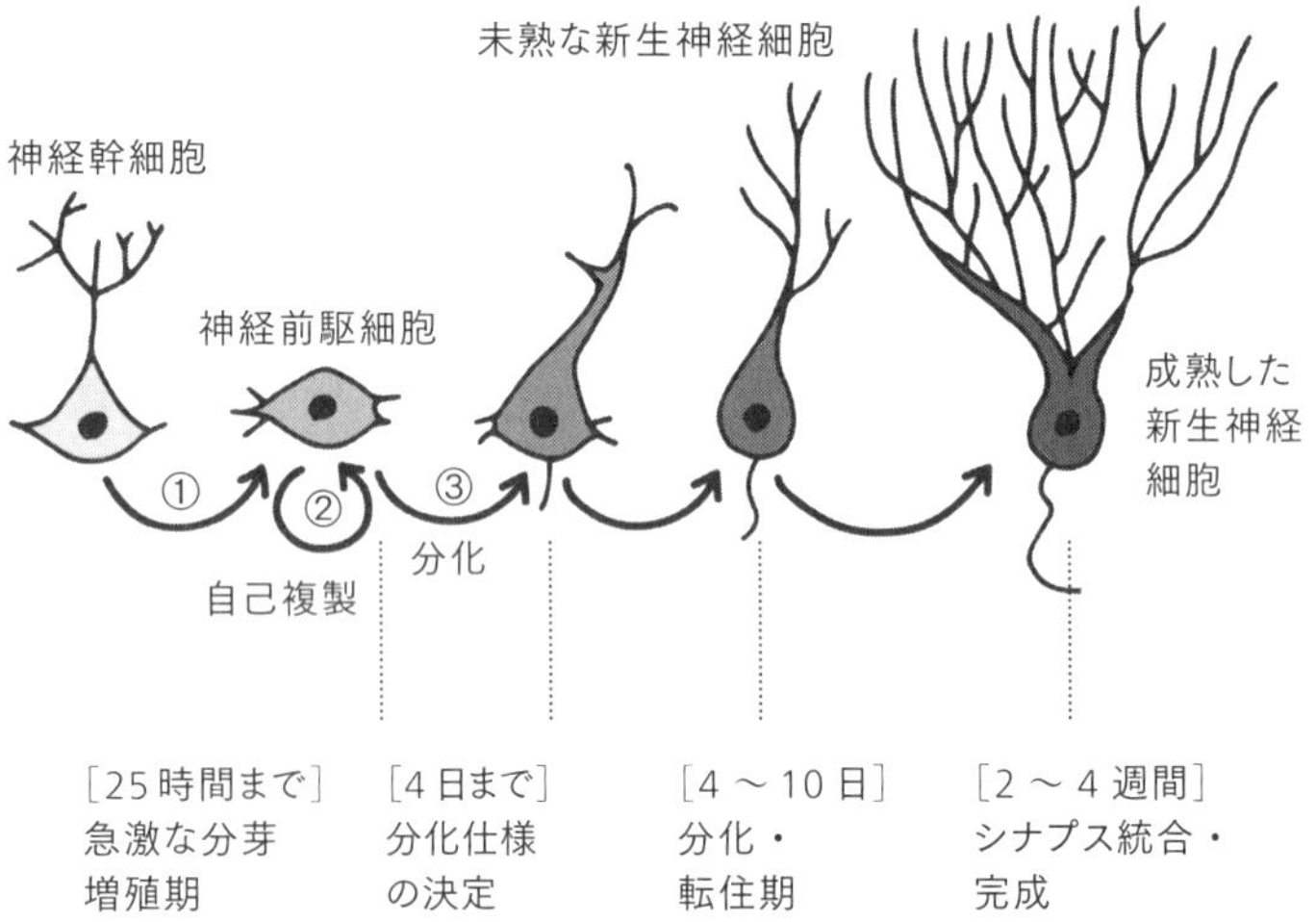

神経突起が伸びないとシナプスはできません。シナプスは電流が流れて初めて、生き延びることができるのです。

そのシナプスが作れるようになるまで、だいたい1か月。だから患者さんには、「神経再生には少なくとも1か月はかかりますよ」と言っています。

幹細胞が分化して大脳皮質の中に移動していくと、そこでいろいろな細胞とネットワークを作り、電気活動をしています。

私達が診療連携しているメキシコのカルロス・アギラー先生と当クリニックで実施している検査の「P300機能性脳波」というのは、電気活動の総和を頭蓋骨の外から記録しているものです。

みなさんが心電図を取る時、胸壁から心臓の電気活動を拾うのと同じように、脳の中の電気活動を頭蓋骨の周りから拾います。常にどこかの細胞が発火しているから脳波が取れるのです。

ある神経細胞が興奮で発火した時、神経細胞同士はネットワークされているので、そのままだと脳は暴発することになりますが、実際には暴発しません。

どうしてかというと、ＧＡＢＡ作動性ニューロンというのがあって、これが興奮した神経細胞を抑制して、次々に発火しないようになっているからです。言わば「ブレーキ」の働きをする細胞なのです。

この興奮性と抑制性の細胞がネットワークを作ることによって、ある一定のパターンの発火が脳の中で起きる。それがみなさんの認知機能であり、記憶になったり、計算したり、学習になったりしているのです。

ちなみにこのＧＡＢＡ作動性ニューロンが障害されてくるとどうなるかというと、一つのシグナルが暴走して、発火が次々に連鎖して起こり、花火が一気に爆発するようなことが脳の中で起きるのです。

そうすると例えば、通常の音を聞いたとしても、発達障害のお子さんにとっては、機関銃を撃たれたような音が脳内を走り巡っていることになるわけです。

この「ブレーキ」に当たるＧＡＢＡ作動性ニューロンという細胞の実態をもう少し研究してみると、興味深いことがわかってきます。

GABA作動性ニューロンを作る細胞が何種類かあって、アギラー先生が注目している細胞はバスケット細胞（かご細胞）とシャンデリア細胞です。

アギラー先生は、この細胞が障害を受けた時、脳波がどうなるかということをよく知っていて、脳波からバスケット細胞が欠損したか、シャンデリア細胞が欠損したかを診断できる能力を持っているのです。

このバスケット細胞の実態を見ると、かなりの数の神経突起を出して、自分の周りにいる錐体《すいたい》細胞、つまりグルタミン酸作動性ニューロンをことごとく制御していることがわかります。

■ GABA作動性ニューロンとグルタミン酸作動性ニューロン

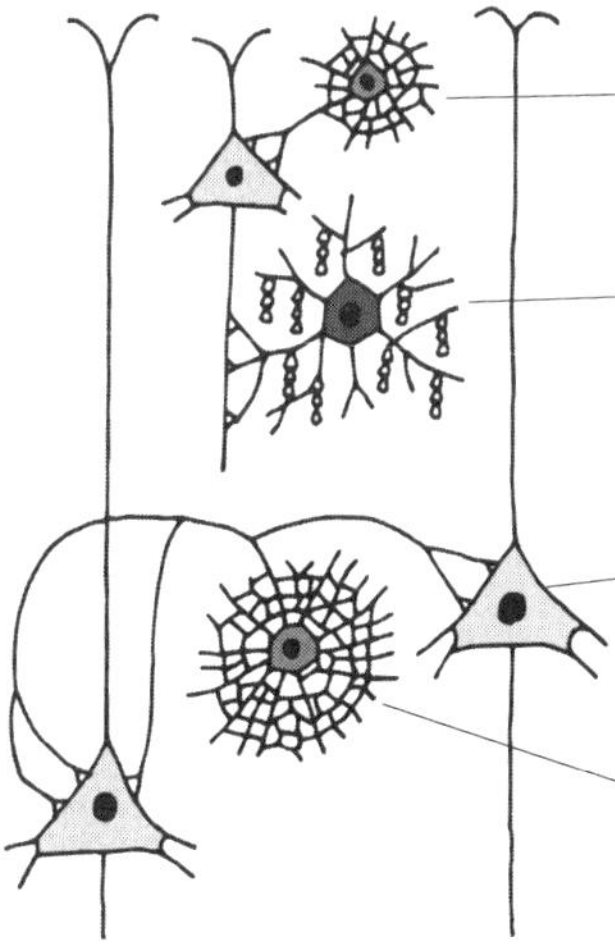

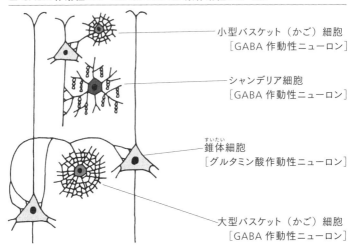

興奮が次の神経細胞に伝わっていくのを、どう抑制していくかというと、グルタミン酸の受容体のすぐ横にＧＡＢＡの受容体がある。局所で火消しをしているというのが大方の研究者の考え方になります。ですから、興奮性のシグナルが入っていても、細胞は抑制されてむやみに発火しないのです。

ところが、このバスケット細胞が、アルツハイマー病で見られるアミロイドβや、脳血管性の病変によって障害されてしまうと、ブレーキの働きがなくなりますので、通常、消されている信号が、フリーパスでグルタミン作動性ニューロンに入ることによって暴発してしまう。これがアルツハイマー病や脳血管性認知症の患者さんの脳の中で起きていることです。

アルツハイマー病や脳血管障害では、グルタミン酸作動性ニューロンが障害される前に、ＧＡＢＡ作動性ニューロンが障害されています。

さらに言うと、多くの発達障害の患者さんでもバスケット細胞が障害されています。これに対して、統合失調症の多くの人たちの患者さんは、シャンデリア細胞が障害されています。

当クリニックで見られるいろいろな症例、例えば、アルツハイマー病だけではなく、前頭側頭葉変性症、レビー小体病、さまざまなタイプの認知症、てんかん、パニック障害といった患者さんの脳波を見ると、このＧＡＢＡ作動性ニューロンがことごとく障害されています。

ということは、脳神経疾患の多くの病理は、このＧＡＢＡ作動性ニューロンが障害されることによって、かなりの部分の症状が起きることが説明できるだろうとアギラー先生は考えています。

残念ながら日本ではまだ、このバスケット細胞なるものを、神経内科の先生、精神科の先生に聞いても、名前すら知らない人も多いという状況です。

バスケット細胞（かご細胞）とシャンデリア細胞はどう違うかというと、バスケット細胞は、細胞質のシナプスを抑制しているのに対して、シャンデリア細胞は、出口である軸索のところを抑制していると考えられています。

したがって脳波上違ったパターンが出てくるので、アギラー先生は、脳波のパターンから、バスケット細胞が障害されたのか、シャンデリア細胞が障害されたのかわかるのです。

ただし、この二つの細胞の化学的な特性に関しては、まだよくわかっていません。なぜシャンデリア細胞だけが障害されて、バスケット細胞があまり障害されないということが起きるのかよくわからないけれども、典型的な統合失調症と言われるケースは、シャンデリア細胞がことごとく障害されている。非常に遺伝性が強い。ただ、それ以上はよくわからない。もう少し研究をする必要があるというのが現状です。

環境リスクから脳神経を守り、再生につなげる

脳神経細胞の再生治療を行うには、まずP300機能性脳波検査によって、どの部分で、どの神経細胞が障害を受けているかを診断します。

ただしこの治療では障害を受けている部分にピンポイントに、例えば、前頭葉だけにグルタミン酸作動性ニューロンを増やしたり、後頭葉だけにGABA作動性ニューロンを増やしたりするということはできません。

そうするとまず、最初にGABA作動性ニューロンを再生することから始めます。

これに関して、アギラー先生に一度「どうしてですか？」と尋ねたことがあります。アギラー先生の答は、「グルタミン酸作動性ニューロンとGABA作動性ニューロンの機能が両方落ちている症例に対して、グルタミン酸作動性ニューロンを再生すると症状が悪化するという臨床上の経験からです」という内容でした。

それでGABA作動性ニューロンが障害されている時は、まず、GABA作動性ニューロンから治療をしていきます。

神経再生に使う「サイトカイン」というのは、細胞から分泌されるタンパク質で、細胞間の相互作用に関与する生理活性物質です。ターゲットになる細胞に信号を伝達して、増殖、分化、細胞死、機能発現など多様な細胞活動を誘発します。

治療で使うものにはタンパク製剤として入っていますが、タンパク質ですから、そのまま飲み込んでしまうと、胃の中のペプシンによって分解されてアミノ酸になってしまえば、栄養補給にもなりません。したがって、ペプチドの形で吸収される必要があります。

アギラー先生に「本当に口腔粘膜か

■神経再生治療で処方されるサイトカイン製剤

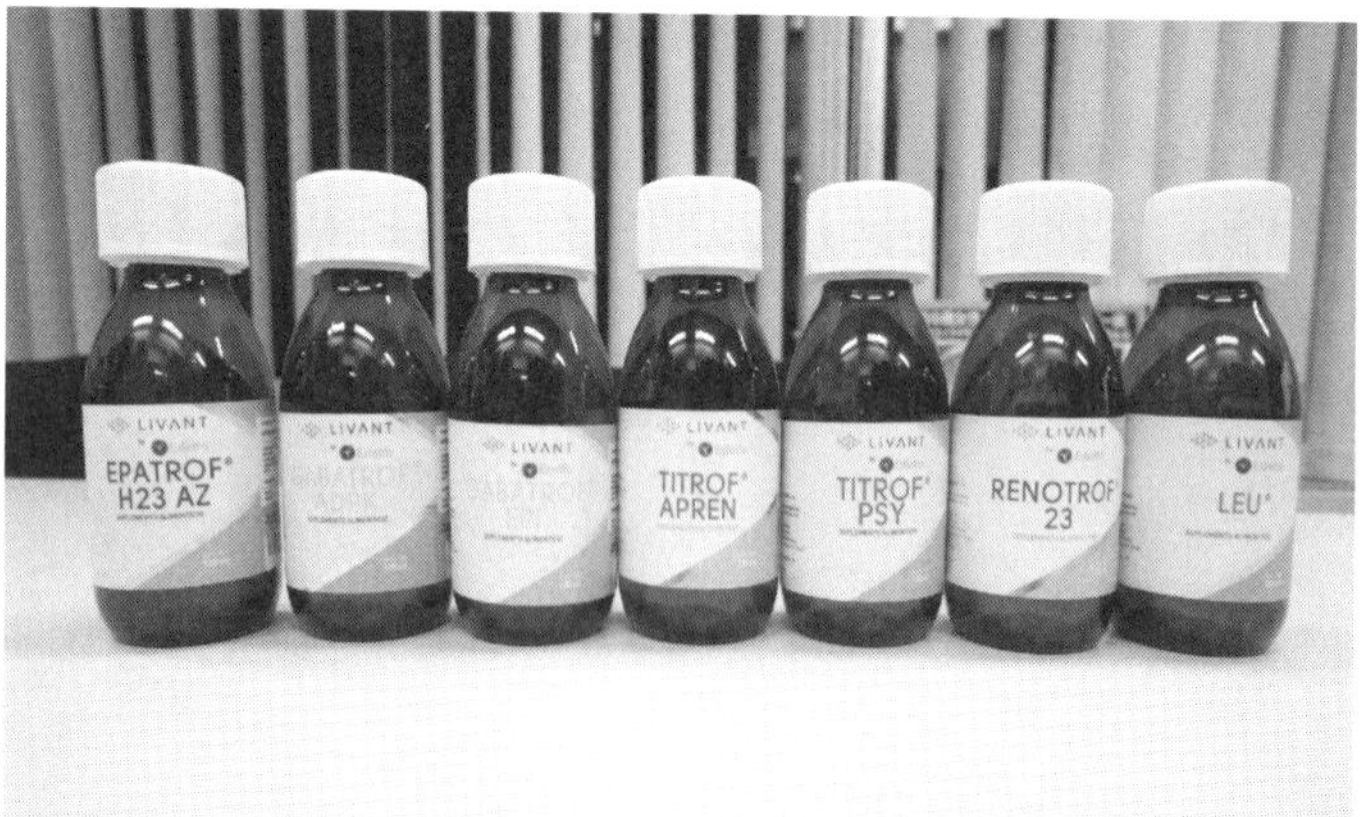

ら吸収されているのでしょうか?」と質問したところ、「口腔粘膜と食道の上皮から吸収される。食道からも実は吸収されるデータを持っている」ということでした。また、「血中の半減期はどのぐらいか」ということについては、「5時間。だから1日3回出しているんです」という回答が返ってきています。

ですから患者さんやご家族には、「飲み込んでしまったら意味がない。口の中にとどめて、3分間おいてください。もし都はるみが好きだったら、3分間ぐらいの曲を選んで、『曲を聞いている間、飲み込まないで』というふうに、よく本人に言ってください」と話しています。

ただ、MMSEが10点以下の人になると、口に含んでおけなくなってきます。アギラー先生に相談したら、「製氷機で氷にしてはどうか。完全に凍らせれば5分ぐらい溶けないだろう」という話でした。スプレーで口の中に噴霧すると飲み込んでしまわないので、有効な方法としてご家族に紹介しています。

『アルツハイマー病 真実と終焉』の著者、デール・ブレデセン博士は、本の中で述べていますが、アルツハイマー病の改善要因として、BDNF(脳由来神経栄養因子)

を挙げています。実はこのＢＤＮＦについてはたくさん研究論文もあります。これを幹細胞に振りかけると神経突起が出てきますが、われわれの経験から言うと、このＢＤＮＦを患者さんに投与すると、症状は悪くなるばかりなのです。

なぜかというと、ＢＤＮＦの存在下ではグルタミン酸が誘導され、神経伝達のシグナルが強く伝わるためです。グルタミン酸作動性ニューロンの活性が増えることで、多くの好ましくない症状が出てきます。

そのため、われわれの患者さんに対しても、アギラー先生がＢＤＮＦを最初に使う人はいません。よほどＧＡＢＡ作動性ニューロンが再生された後でないと、このＢＤＮＦは使えないのです。

神経再生というと、研究上はまずＢＤＮＦがヒットします。ですけれども、臨床的に使うチャンスはたぶん少ないだろうと考えています。

いずれにしても、アギラー先生が使っているサイトカインに関しては、エビデンスや臨床実績の蓄積があるということです。

神経細胞再生の効果を最大限に高める

「ダメージを受けた脳をいかにリカバリーするか」という治療の前に、原因を除去しておく必要があります。

P300機能性脳波検査によって、ダメージを受けている部位がはっきりします。その後で、患者さんにサイトカインを投与することは簡単なのですが、まず、今の状態に至った原因をできるだけ除去しておかないと、再生治療が無駄になってしまうのです。

例えば、アルツハイマー病の場合、アミロイドβの蓄積を加速している要因が必ずどこかにあるはずなので、再生治療をすると同時に、その要因を取り除いておくことがポイントになります。

ApoE4がある人は、生まれた時から遺伝性の要因があるので、これを除外することはできないのですが、それ以外の要因は外していく必要があります。

現状、1日10万個の神経細胞を失っている原因があった場合、仮に再生治療がうまくいって1日15万個の神経細胞を作れたとしても、毎日10万個ずつ消えていく状況のままでは1日5万個しか残らないので、再生効率は低くなります。

この状況を改善して、死滅する数を半分の1日5万個にすることができたら、15万個再生できるうち10万個は残る計算になる。再生治療と同時に、原因をできるだけ除去することが重要になるのです。

したがって、「歯医者さんに行ってアマルガムを外してください」「グルテンにアレルギー反応が出ていれば、小麦製品は食べないでください」「カゼインに抗体が出ていれば牛乳を飲まないようにしてください」ということを厳しく言って、「守れなかったら再生の効果が出ませんよ」と条件を出しているのです。

再生効率を上げるためには、そこに至った原因を特定して除去、解毒する。毒を除かないで再生してもうまくいかない、という考え方で解毒と栄養、ホルモン剤などを十分に入れてから、再生治療に入ることを鉄則にしています。

水銀、ビタミン不足、ホルモン不足、睡眠不足というような環境要因をなるべく改善していくことによって、アミロイドβの蓄積を少しでも止める。

これを止めずに再生をかけても、再生した神経細胞がアミロイドβで死ぬだけの話になってしまう。治療費は無駄遣いしたくないのです。

当クリニックでは、再生治療に入る前に解毒、栄養療法をやって、短期間で神経再生するために一番いい条件を整えます。なるべく神経再生の妨げになるような要因を除いておくために睡眠、運動、ケトジーニック、解毒、サプリメント、ホルモン補充などを的確に、あらゆる限りの手を打ってから再生に入っています。

脳波を取ってから検査結果を分析し、サイトカインが届くまでに1か月ぐらいの時間があるので、その間にこの条件を整えておく。準備をしっかり整えて、最後に神経再生治療を組み合わせていく方法を取っています。

環境によるリスクから脳神経を守る　除草剤の脅威

これは前著『アルツハイマー病は予防・治療できる』（すばる舎）でも示したことですが、アメリカで開発され、遺伝子組み換え作物の栽培に必要な「グリホサート」という成分を含んだ農薬・除草剤の脳神経に対するリスクがあります。

日本政府は遺伝子組み換え産物を発売することを全く禁止していませんから、みなさんの体も既に汚染されている可能性があります。

この除草剤の成分「グリホサート」はいかなる問題を引き起こすのか。

2000年代になって、アメリカで発達障害が、10年間に3倍～4倍に増えたのかについて、MITのステファニー・セネフ博士による「栄養不足および環境有害物質が人体に与える影響」という研究があります。

研究によれば、この会社の農薬・除草剤に含まれている有効成分の「グリホサート」は、糖尿病やアルツハイマー病、消化器系疾患、不妊症、出生異常など多くの疾患と関連性があると考えられています。


セネフ博士によると、私たちの内臓に住んでいるバクテリアは極めて重要なアミノ酸を私たちの身体に供給しているのですが、この農薬・除草剤はそのバクテリアを殺してしまい、「メチオニン」を含むアミノ酸合成を阻害するため、非常に重要な神経伝達物質や葉酸の不足をもたらし、鉄分やコバルト、マンガンやその他、数多くの重要なミネラルを除去（キレート）してしまうのです。

この研究によると、発達障害の児童数との相関係数だけではなく、発達障害の患者さんの血中濃度やアミノ酸も調べています。

ヒトのアミノ酸は、非常に厳格に規則づけられていて、人によって大きく変わることはありません。だから、どんな人でもアミノ酸の濃度は一定に保たれています。

ところが20個のアミノ酸の中で2個だけ、全く発達障害の患者さんの例がおかしい。何がおかしいかというと「グルタミン」が少なくて、「グルタミン酸」が多い。20のうちのこの二つが極端に異常で、この二つには関係があるのです。代謝で「グルタミン酸」が「グルタミン」になるので、「グルタミン酸」が増えたことによって「グルタミン」が減った。そう推論せざるを得ない。

理由として、グルタミン酸シンターゼ（NADPH: glutamate synthase）という酵素がブロックされればこうなります。

この酵素はマンガンが必要なのです。ところが、この除草剤はマンガンのキレート薬です。だから雑草が出てこない。

ということを考えると、雑草だけに効いて人間に効かないということのほうがおかしい。マンガンが必要なのは雑草だけではないですから。

マンガンをキレーションすると当然、「グルタミン酸」が増えて、アンモニウムが増えて、「グルタミン」が減るという結果になって出てくるわけです。

発達障害とアルツハイマー病の関連を考えた場合、同じく「脳神経の疾患」ということです。発達障害の患者さんの脳で起きていることは成人の脳でも起きていると考えられるのです。

リーキーガット症候群と脳神経への影響

リーキーガット症候群は、「腸粘膜に穴が空いて、細菌、ウィルス、タンパク質などの物質が血中に漏れ出す状態」と定義されています。

人の腸管にはさまざまな防衛機能があります。まず、「腸内細菌叢（腸内フローラ）」によって病原性の高い菌を排除する機能。抗菌ペプチドや免疫を司る細胞による防護機能。

さらに、物理的に腸管を形成する細胞間のつなぎ目（タイトジャンクション）をしっかり閉じて外界からの有害物質の侵入を防ぐ機能です。

このように、腸は多重の防御機能で守られているわけですが、さまざまな要因で、このバリアが崩れてしまうことがあります。

例えば、アレルギーを起こす食品、不規則な生活や精神的ストレス、非ステロイド性消炎鎮痛薬（ＮＳＡＩＤｓ）、アスピリン、抗生物質などの薬剤によって、腸のバリア機能を損なうことがあるのです。

本来なら腸で排除されるさまざまな有害物質が体内に入り、それらの物質が血管を通って全身に運ばれ、炎症を起こすためにアルツハイマー病の発症リスクになるわけです。

この全身症状は、通常の炎症のように痛みや発赤・発熱を伴うものではなく、静かに、ゆっくりと身体にダメージを与えます。

特に血管炎などの血管障害、アレルギー、肥満、糖尿病、肝臓病、がんなどに代表される生活習慣病の発症や進行の原因になっていると考えられています。

当クリニックの外来でもリーキーガッ

■リーキーガット症候群

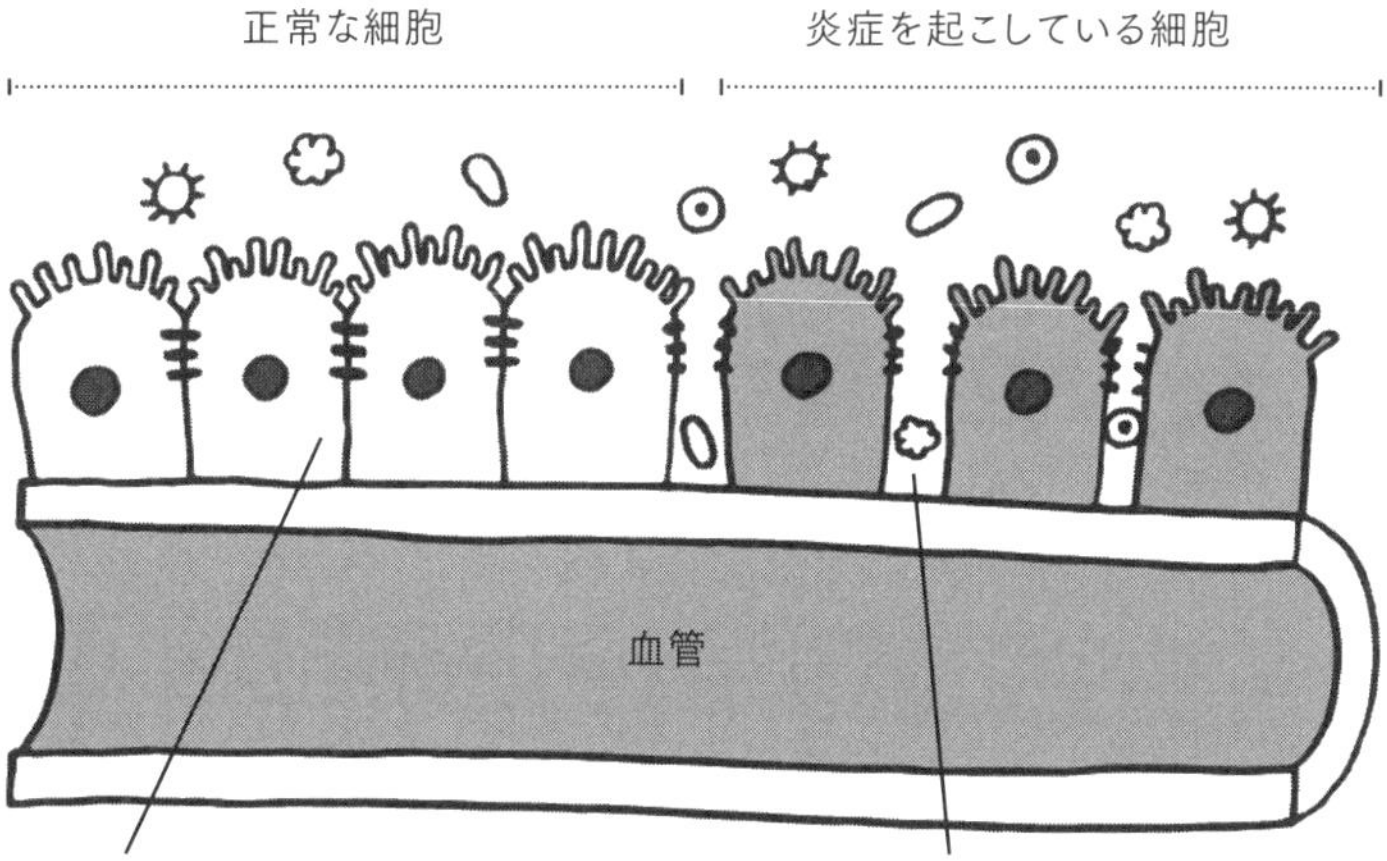

正常な細胞の場合、物質が細胞内を通過し、分解されてから血管内に入る

物質がそのまま通過して血管内に入る

ト症候群の方が相当数いらっしゃいます。

ＡｐｏＥ４型の人は炎症を起こしやすいので、リーキーガット症候群を疑われる場合、食事に対する制限を厳しく管理していくことになります。

ただ、小麦由来のタンパク質である「グルテン」と乳製品由来のタンパク質である「カゼイン」でリーキーガットになっていることを説明できるのは、20％〜25％ぐらいで、後はリーキーガットをもたらしている要因について、よくわからないのです。

当クリニックで実施している遅延型食物アレルギー検査では、酵母の反応を検査する項目を二つ入れているのですが、パン酵母とビール酵母に対する抗体が出ている場合、一つのパターンが見られます。

これらの結果から、私はおそらく「イースト」によるアレルギーを起こしていると見ていて、予想以上にリーキーガットは多いという感覚を持っています。

グルテン・カゼインの脅威

実は、グルテンがどのぐらい日本人にも悪さをしているのか、最近までよくわかりませんでした。当クリニックでアルツハイマー病の患者さんは１００名以上来られているのですが、全員のグルテン抗体を調べています。そうすると、相当な高確率でグルテン抗体が出ていることがわかったのです。

ですから、グルテンの問題は対岸の火事ではない。日本でも大きな影響を及ぼしているということに関して確信を持ちつつあるというのが現状です。

グルテンの問題について言えば、事の発端は1960年代に古代小麦やスペクト小麦と言われるものを品種改良しようとしたアメリカ政府の動きからです。小麦の品種改良は、医学的に二つの大きな悩ましい問題をもたらしました。

その一つは、グルテンが10％を超えたこと。もう一つは、「アミロペクチン」が非常に増えたこと。つまり、血糖値が非常に上がりやすくなったということです。

だからみなさんが、このような小麦で作ったメロンパンを食べると、血糖値が正常値は空腹時で110（mg/dl）のところ、簡単に250～300（mg/dl）の間に入る。

さらにこの小麦のグルテンというのは、非常に悩ましいタンパク質で、強い依存性があるのです。

グルテンが胃で分解されるとアヘンに似た作用を持つ「エクソルフィン」という物質に変わります。それが脳の関門を簡単に突破して、脳内に入り込む。すると「おいしい！」「幸せ！」という恍惚感を生み、依存性を引き起こすのです。

このエクソルフィンが脳を直撃しているという話をしましょう。

これは、ウイリアム・デイビス博士の『小麦は食べるな！』や、デイビッド・パールマター博士が『「いつものパン」があなたを殺す』の中で指摘しています。

パンを食べて「おいしい！」「幸せ！」という快楽が脳に走るのは、血糖が上がったからではなく、エクソルフィンが脳まで行き、麻薬の鎮痛作用に関連する「μ《ミュー》受容体」（μ－オピオイドレセプター）と結合したからです。

実は牛乳のカゼインも同じです。みなさんが小学校の給食の時間に行くと何があるでしょうか。パン、牛乳…つまり、グルテンとカゼインです。これは偶然ではない。仕込んだ人がいると考えられます。

グルテンがこの「μ受容体」に結合すると、ドーパミンニューロンを抑制するところをブロックしているので、ドーパミンニューロンが抑制できなくなる。そうするとドーパミンニューロンが暴走して、快楽を頭の中に生んでいきます。

でも、どうかよく覚えておいてください。ドーパミンも、ノルアドレナリンも、グルタミン酸も「神経毒」なので、暴走を始めると必ず神経細胞は死ぬんです。その挙句の果てに起きてくるのがパーキンソン病や認知症なんです。

私が神経再生療法を一緒にやっているアギラー先生もそのことは指摘していて、きっかけは何であれ、脳の中で興奮性の神経回路が暴走を始めると、とことん暴走して神経細胞を失うまで行くのです。

神経細胞を失って認知機能が下がってクリニックに来るまでに、おそらく20年～30年にわたる中毒プロセスの挙句の果てがアルツハイマー病を引き起こしている可能性があるというわけです。


同じように、今の牛乳などに含まれる「カゼイン」に対する抗体が出ている人もたくさんいるのですが、日本で売られている牛乳は、ホルスタイン牛の牛乳がほぼ100％です。

このホルスタイン牛の牛乳に含まれる「A1型カゼイン」が問題です。「A2型カゼイン」を持つ牛はもともとあった種なんですけれども、A1型に突然変異（ミューテーション）を起こしたことによって、ミルクプロダクション（牛乳生産性）が激的によくなったのです。ところが、このこのホルスタインという牛は後から出てきた品種で、これが今、市場に出ているほとんどすべてなのです。

みなさんの中に「Ａ２ミルク」というのを見たことがある人がいるかもしれないですけれども、そのＡ２ミルクには、Ａ２型カゼインしかないんです。ですから、カゼインに対する抗体が出たら、大本のものであるＡ２型カゼインにすれば改善されます。

スイスではホルスタインが飼えないのでＡ２種のみです。カゼイン抗体がある人は、スイスに行ったら問題は解決するかも知れません。

私は、２０１８年6月に『食のパラドックス』という本を翻訳しました。著者の心臓外科医であるスティーブン・Ｒ・ガンドリー先生は、このＡ１型の突然変異が非常に人類に災いを及ぼしていることを強調しています。

Ａ１型カゼインは消化を通じて「βカソモルフィン」というレクチンに似たタンパク質になります。

このタンパク質は膵《すい》臓でインスリンを生み出すβ細胞に取りつき、膵臓を攻撃し始めます。これが1型糖尿病の主原因と考えられているというわけです。

もともと南欧の牛や山羊、羊はＡ２カゼインの乳を出しているわけですが、Ａ１タイプの個体は強いのでＡ１型が市場を独占しているのです。

発達障害、パーキンソン病、統合失調症、心臓病、１型糖尿病などを患っている方がいたら、Ａ１型カゼインの牛乳は飲まないほうがいいと思います。

当クリニックでは外来患者さん全員の遅延型食物アレルギーの検査をしているので、カゼインに対してアレルギー反応が出た時は禁止しています。このカゼインとグルテンは、たぶん食事のたびに脳を直撃しているだろうと思われます。

アメリカのように、スーパーマーケットなどにグルテンフリーコーナーがことごとくあればいいのですが、日本ではグルテンフリーコーナーはほとんどありません。だとしたら、勉強してグルテン・カゼインフリーになるほうがいいだろうと考えています。

P３００機能性脳波検査による鑑別診断

この検査はメキシコ・リバント社（LIVANT Neuro Recoverry Center）の「脳機能性ＥＥＧ検査プログラム」によって脳神経の障害度合いを判定するものです。

アルツハイマー病による萎縮や脳神経の発達障害、機能障害、出血・梗塞などの外傷などにより、ダメージを受けている部位を、両耳と頭につけた21の電極位置から特定します。

この検査では、さまざまな刺激に対する脳波の反応状態から、どのニューロン（神経細胞）が障害、過剰、過小になっているかを検証して、個人の状態に合わせた治療につなげていきます。

アルツハイマー病の鑑別診断と神経再生治療において、最も重要視しているのはCognitive Function 認知機能検査Ｐ３００（Positive300 micro second）の音を聞いた時の脳波を記録して検証することです。

検査結果の検証は「左右脳波の対称性」「脳波ボルテージ（電圧）の高低」「脳波の

反応が出るまでの時間」の順で重要視しています。

1．基本EEG

この検査ではてんかん波の活動有無を調べるのが目的です。

2．脳の注意力の作動機能検査

画面上に出てくるさまざまなアルファベットの内、「S」の次に「T」が出てきた時のみエンターキーを押します。この検査では主に注意力に関連する機能を見ています。

■ P300 機能性脳波検査装置

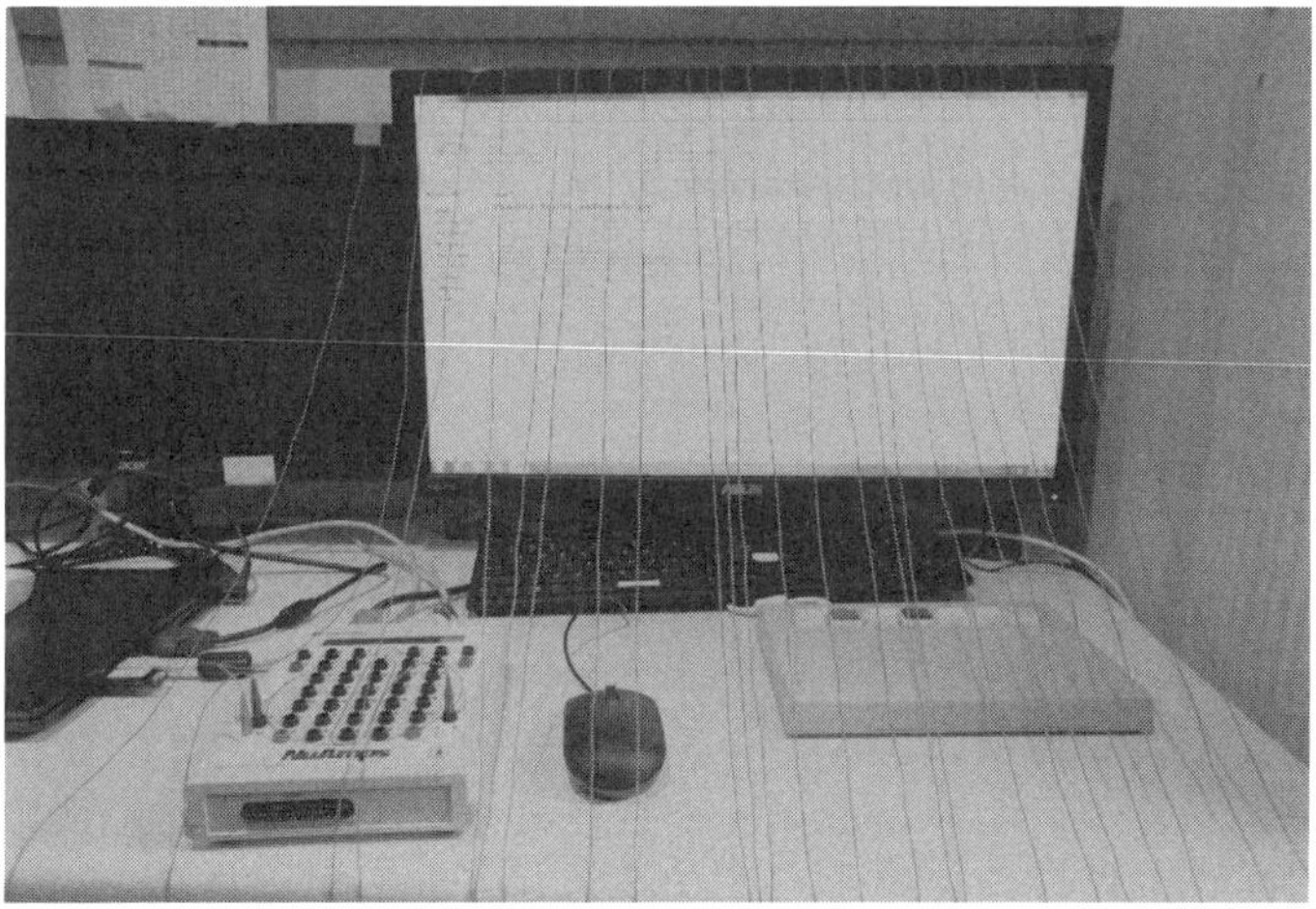

3．P300認知機能検査

パソコンから出る音を聞きます。通常は低い音ですが時々高い音が出て、その時の認知力を見ます。音に馴れると神経は退屈しますが、突然違った音が入った時、脳がどのように反応するかを記録します。

4．P300における左右対称の相関（コヒーレンス）検査

脳内各部位間の連結や情報伝達の度合いを見ます。脳波の状態が左右非対称性が多い結果の場合は、脳内の神経伝達のための連結不足と見なされ、外因性あるいは、脳血管障害によるダメージと判定されます。左右の対称性が多く見られる中での脳波波形の異常は、16％程度が遺伝的要因に起因されます。

5．感情の検査

感情に対して脳がどのように反応するかを見ます。パソコンの画面上に人の表情写

真がランダムに表示され、「喜び」「悲しみ」「怒り」「恐怖」「ニュートラル」で、それぞれに対する脳の反応を検査します。重要視されるのはボルテージ（電圧）で、数値が高い人ほど感情に敏感と言えます。この検査で双極性障害、うつ、不安症などもわかります。

6. 視覚的な空間記憶検査

この検査では画面上のマスの中に出てくる四角の個数を数えます。瞬時の反応と空間的な認知、記憶力を見ています。主として前頭葉を見ますが、ボルテージ（電圧）が過剰に高いと物忘れが多く、記憶力に問題が見られます。

7. メンタル（思考）の柔軟性を見る検査

これは簡単なカードゲームをすることで反応を見る「ウィスコンシン・カード」テストです。形・数・色の異なる三つの図が示され、「正しい」「正しくない」を判定して回答します。この検査では思考の想像力やアイデアを生み出す反応性を見ています。

ここからはアギラー先生が、具体的な症例に対して、どのようにこの脳波を見て診断に結びつけているのかというお話をしましょう。

一般的に脳波というと安静時の脳波しか見ないのですが、このＰ３００機能性脳波は、次のような刺激に対して、一秒間、脳全体を記録して脳機能の反応を見る検査です。

・「Ｓ」のあとに「Ｔ」が出た瞬間にキーボードを打つ課題の時、Ｔが出た直後に出てくる脳波＝脳がタスクをしている時のパターンはどうか
・音の刺激が入ってきた時、その音をどう認知しているか
・怒った人や喜んでいる人の顔を見た時、どういう反応・認識をしているか
・光の刺激が入ってきた時、その光をどう認知しているか
・ウィスコンシン・カードゲームで、推理をしている時の脳波はどうか

というようなことから総合的に診断を下すので、複雑な読みが必要になります。

まず脳波の見方ですが、脳波を取るための電極を取り付ける位置が決まっています。

ページ下図は、各電極の脳波を、上から見えているような一覧にまとめて表示したものです。

■脳波を取る電極の位置

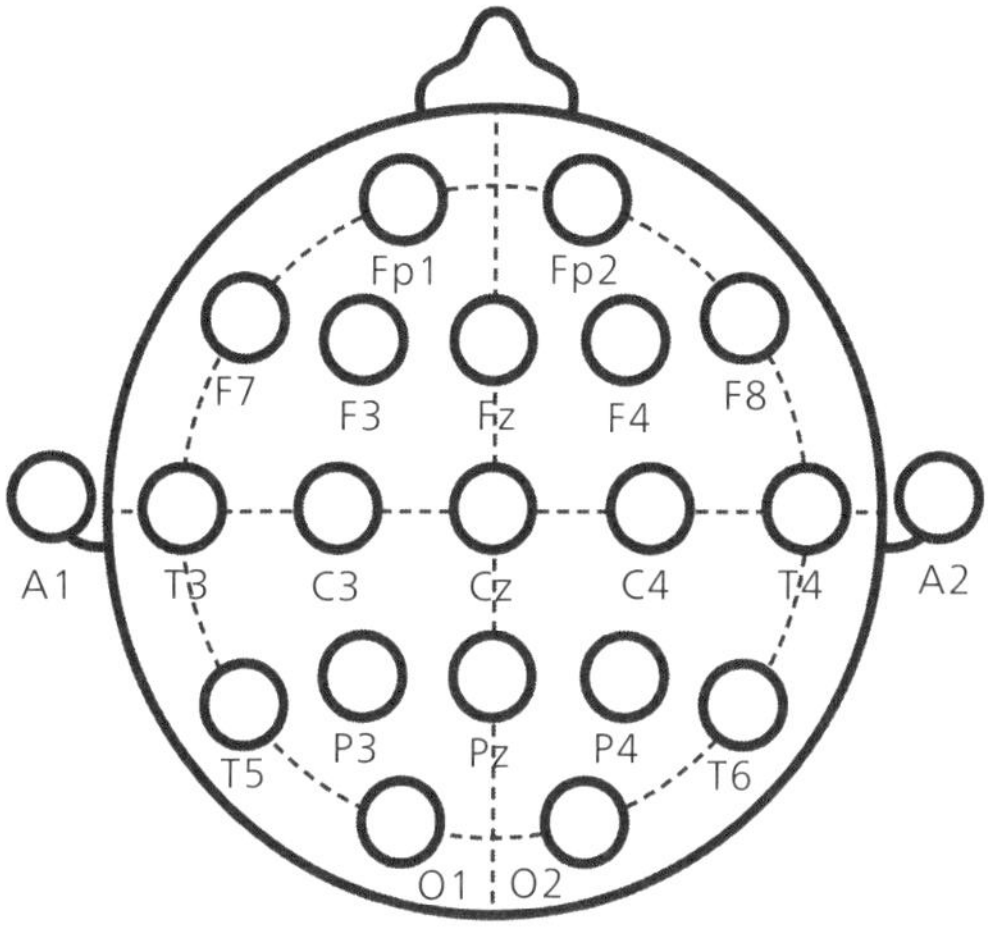

■各電極から得られたP300機能性脳波の全体像

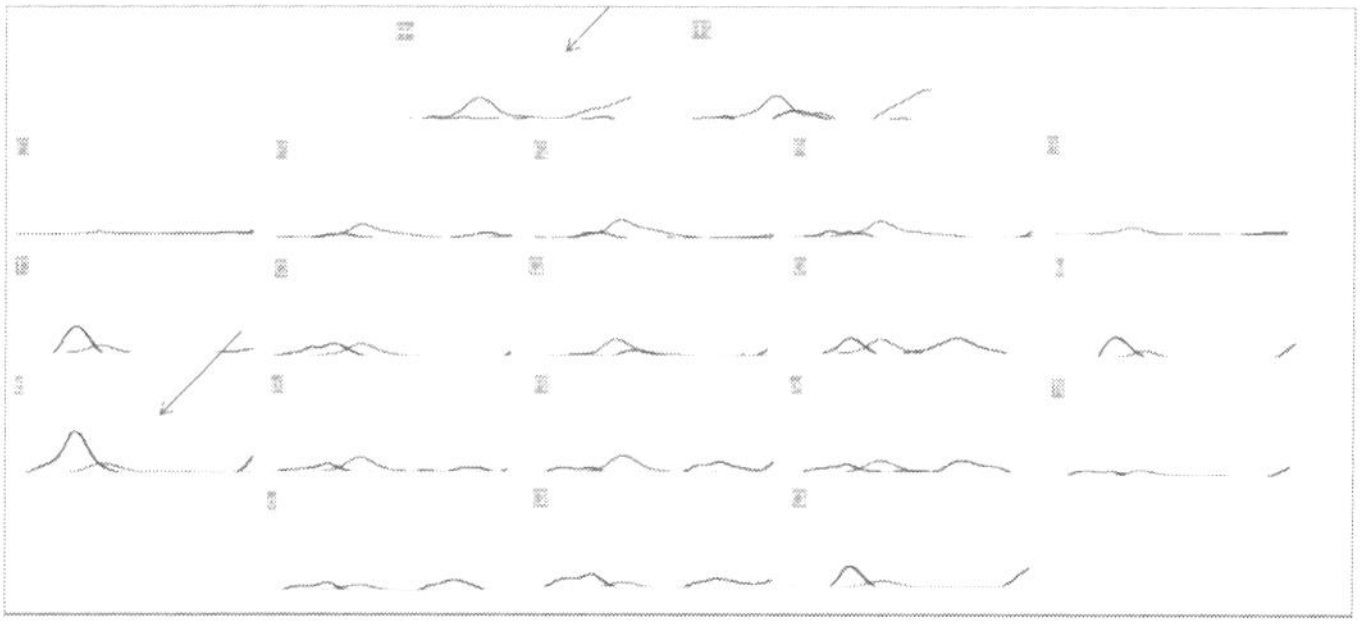

「P３００」というのは、低い音の中で高い音が出た時の脳波で、「ピッ・ピッ・ピッ・ポーン」という時報のような「ポーン」という高い音が出ている時に該当するのが高い山になっているところです。そこから一秒間、１０００ミリセカンドの脳波を記録しています。

　みなさんは、脳の中に「聴覚野」というのがあるので、音を聞く時には、そこだけが認知しているのだろうと考えがちですが、実際にはそうではなく、音を聞いた場合は脳全体に脳波が出るのです。

　この「ポーン」という音の認知は、通常の人の場合、脳の中でネットワークされた回路が発火して、「この音だ」と認知して

■ P300 基本脳波波形と治療前後の比較

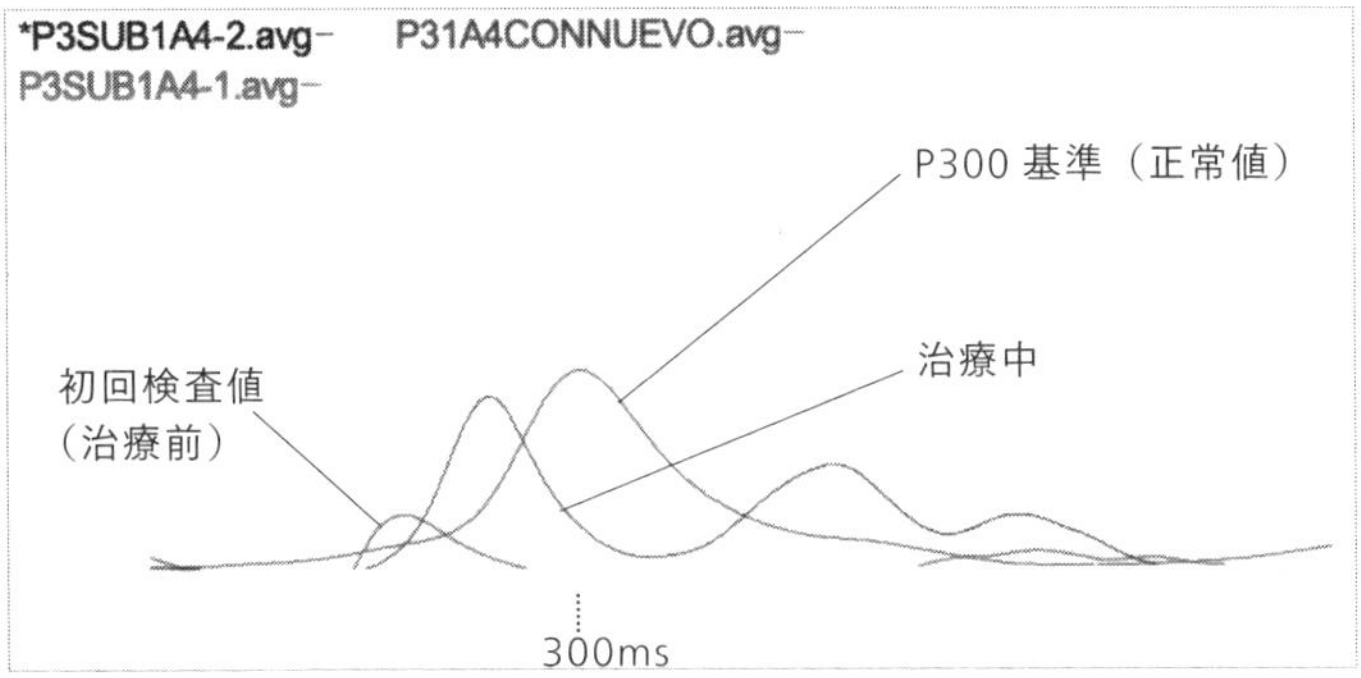

初回検査値ではP300脳波はほとんど検出されなかったが、サイトカイン治療によって脳波の反応が正常値に近づいてきた。

いると考えてください。

一つ一つの脳波の形を見ていくと、右図の中で富士山のように出てくる頂点の部分が300ミリセカンド（1000分の300秒）で出てきている部分です。つまり、300ミリセカンド前後で出てくるので「P300」と呼んでいるわけです。

音の認識というのは、頭頂葉から入ります。それが脳の中に広がっていって、神経回路が発火する。これが脳全体に広がって収束していく。

この立ち上がり＝発火を作っているのが、グルタミン酸作動性ニューロンで、裾野を作っているのが制御系のGABA作動性ニューロンです。

したがって、裾野のパターンを見ることによって、GABA作動性ニューロンが、どのぐらい障害を受けているかがわかるのです。

当クリニックには、「アルツハイマー病」という診断を受けた患者さんが、日本中から、大学病院からも来ています。残念なことに、診断率は70％以下です。

日本の先生の診断とアギラー先生の診断が食い違った時、私としては、より合理的な診断を選択しています。

日本の先生の診断は、医療の仕組み上、アリセプトを出すために「アルツハイマー病」と診断しているため、どうしても非合理的になります。

しかも、このアリセプトという薬は、フランスでは２０１８年８月から保険薬の指定から外れました。アルツハイマー病の進行を止めないからです。

これに対して、アギラー先生の診断は非常に合理的です。

「なぜ、そのように診断したか」という根拠として、Ｐ３００機能性脳波という「生物学的な事実」に基づいて診断をしているからです。

どのように記憶は形作られ、なぜ、失うのか

Ｐ３００機能性脳波検査では、光を入れた時の脳の反応として、「視覚的な空間記憶検査」を実施しています。

これは、四角形が４個光ったら「４」と答える。６個ついたら「６」と答える検査です。ここで、脳が「覚える」という処理をする時、ＧＡＢＡ作動性ニューロンが足りないと、数を記憶できないという症状が出ます。

医学の教科書には、「海馬の神経細胞が記憶を司っているから、記憶障害は海馬の萎縮によって起きる」と書いてあるので、一般的にはそう思われるかもしれませんが、

実は、みなさんの記憶の多くは音と絵に紐付けられているのです。

例えば、人の名前を覚える時や、昔、みなさんが小学校の時、1192年という年号を覚える時、「いい国つくろう鎌倉幕府」というふうに覚えたはずです。これは音と紐付けたことによるもので、側頭葉から頭頂葉の連絡通路が非常に大事になります。

でも、この経路が脳波上途切れている発達障害の患者さんの場合は、こういうことができません。障害された部分がもう少し後頭葉のほうに近くなった時は、絵を紐付けることが必要になるので、何かの絵と一緒に覚えることができなくなります。

多くの記憶力の問題は海馬ではなく、実はこの神経ネットワークの断絶が、記憶障害の実態ということになります。

感情をコントロールできない人の脳で起きていること

これは、次ページの図のように、人の不安そうな顔・悲しんでいる顔・喜んでいる顔・怒っている顔などを見た時、前頭葉極の反応から脳の状態を診断する検査でわかります。

通常は3000μV（マイクロボルト）ぐらいですが、例えば、ある患者さんの場合、「不安そうな顔」に対して25000～300000μVを検出したとすれば、普通の人に比べて「この人は10倍センシティブに不安を読み取っている」ということになります。「不安が助長されている」ということです。よく「発達障害の子供が、ちょっとした会話でも機関銃に撃たれたように脳に響く」という表現がありますが、まさしくこういう状態です。

　普通の刺激でも、その人にとっては10倍ぐらい脳の中で反響している。しかも、この反応は選択的に起きている

■感情テストの機能性脳波と治療前後の比較

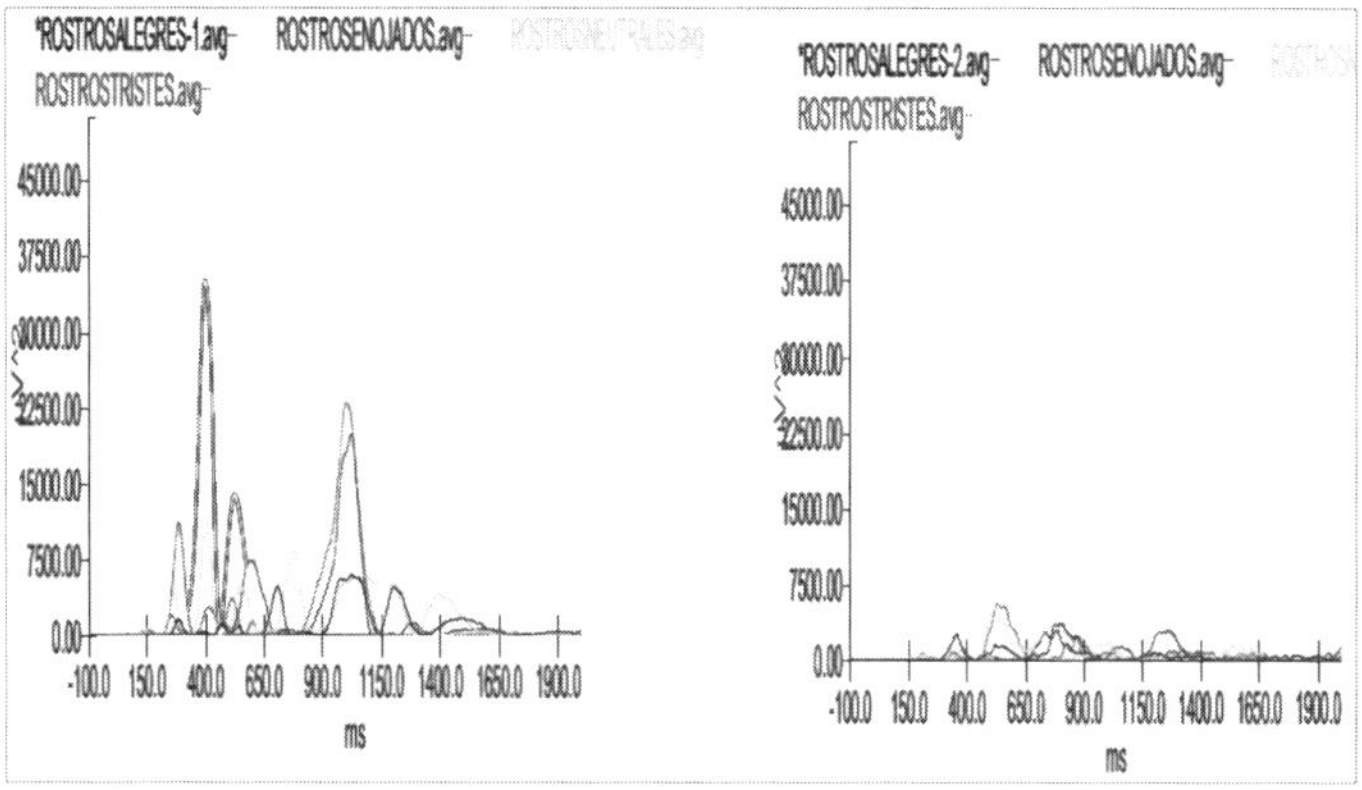

治療前（左）には前頭葉極領域で認められた「不安・悲しみ・怒り」の過剰反応がサイトカイン治療６か月（右）で正常の反応に改善した。

のです。Ｐ３００機能性脳波検査で検査すると、不安と悲しみと怒りの表情が、脳の中で10倍ぐらいの振幅で入ってきている状況であるということがわかります。

こういった患者さんを、半年間サイトカインで治療すると、ほとんど正常域になります。ＧＡＢＡ作動性ニューロンの再生は比較的早いのです。神経が再生されると普通の人の脳の反応になりますから、非常に冷静になります。

ＧＡＢＡ作動性ニューロンの再生に対して、グルタミン酸作動性ニューロンの再生には時間がかかります。ＧＡＢＡ作動性ニューロンがなくなった状態が長く続くと脳に萎縮が来ます。

グルタミン酸作動性ニューロンである錐体《すいたい》細胞は人間の体の中でも一番長い。脳の中を交通しているもので、大きいものは5センチ～6センチにもなります。そういう神経の再生は1年～2年かかっていて、発達障害の患者さんを見ていても、再生するのには2年ぐらいの時間がかかってきます。

ＧＡＢＡ作動性ニューロンやドーパミン作動性ニューロンの再生は比較的速いのですが、グルタミン酸作動性ニューロンの非常に長い軸索を出すような再生に関しては、どうしても時間がかかります。

異常脳波の左右差と波形パターンによる鑑別診断

アルツハイマー病の典型的な脳波を解説しましょう。

ＡｐｏＥ３／４でＭＭＳＥは28点の方ですが、Ｐ３００機能性脳波検査で正常な脳波が一か所もない人がいました。「若年性アルツハイマー病」という診断だったのですが、病変が脳全体を冒している状態になります。

この方の場合、前頭葉の病変が、ほぼ左右対称に出てきています。これで脳血管障害ではないと診断します。脳血管障害の場合は、必ず左右非対称になります。ですから左右対称になるということが、アルツハイマー病の診断理由の一つになります。

ただし実際の臨床では、アルツハイマー病と脳血管障害が混ざっていることも多いので、診断の際の注意点として押さえるにとどめます。

ちなみに、参考値としてはお伝えしていますが、アギラー先生はＡｐｏＥが３型か４型かは全く関係なく、脳波だけで診断します。

当クリニックにも４／４の患者さんが10人以上いますが、ＡｐｏＥのタイプでアルツハイマー病と診断しているわけではありません。すべて脳波から所見を取ります。

重要なことは、アルツハイマー病の場合は、左右対称に異常な脳波が出ているということで、脳血管障害ではない変性疾患であるということです。

脳波の異常が左右対称になってくる変性疾患としては、アルツハイマー病、前頭側頭葉変性症、レビー小体病といった病態が選択肢としてあります。

次に読むのが、異常波のパターンです。３００ミリセカンドに対して、２００ミリセカンドぐらいに出てきている波に注目しています。

この波を追いかけてみると全部位の脳波に出てくるような場合があります。これはＧＡＢＡ作動性ニューロンが障害された

■特徴的なアルツハイマー病の P300 機能性脳波

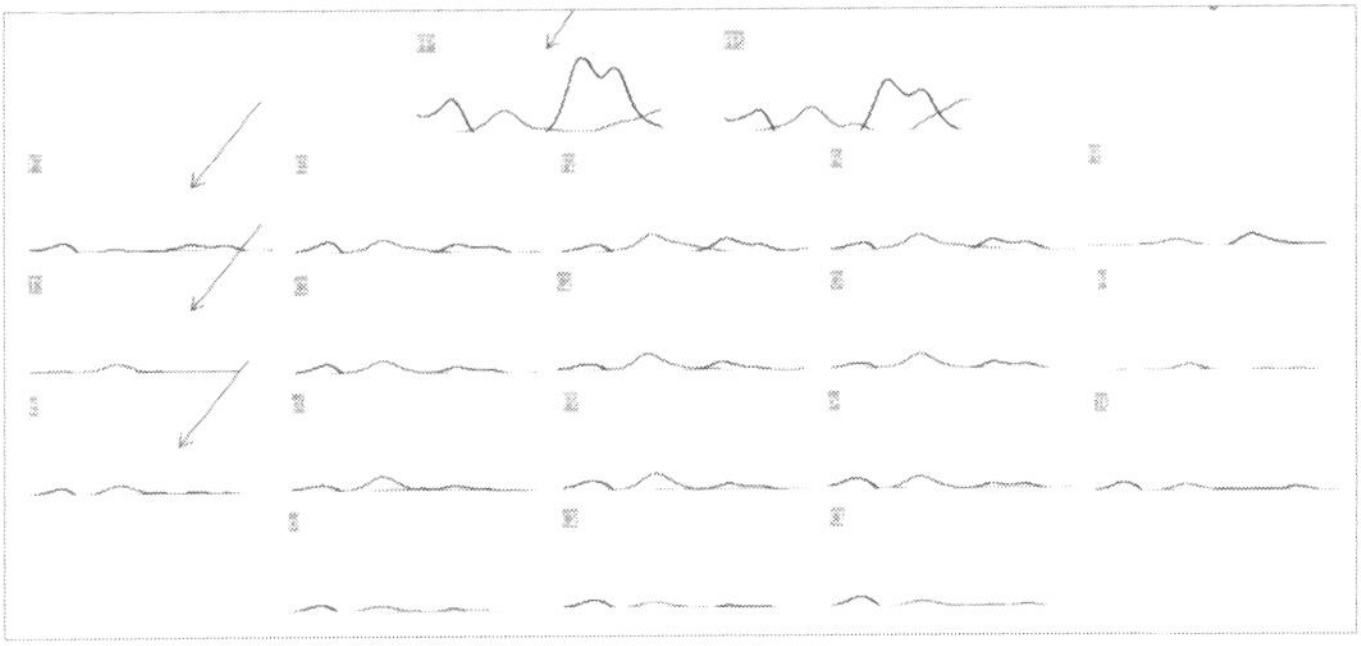

この患者の場合、前頭葉極の異常脳波がほぼ左右対称に認められる。アルツハイマー病に顕著な例と言える。

時に初めて出てくるパターンです。

　ＧＡＢＡ作動性ニューロンが障害されてくると、最初の発火のきっかけとなるグルタミン酸作動性ニューロンの反応を抑えられなくなるので、立ち上がりのピークが３００ミリセカンドより前に出てくるのです。

　一般的なアミロイドＰＥＴ検査によるアミロイドβの蓄積検出と、Ｐ３００機能性脳波検査で３００ミリセカンドのピークがなくなって前側に出てくるという結果を比べた場合、どちらが敏感に検出できるかというと、Ｐ３００機能性脳波検査のほうが早い時期から検出できます。

　例えばＡｐｏＥ４／４でＭＭＳＥ30点

■ GABA 作動性ニューロンが障害された患者の P300 機能性脳波

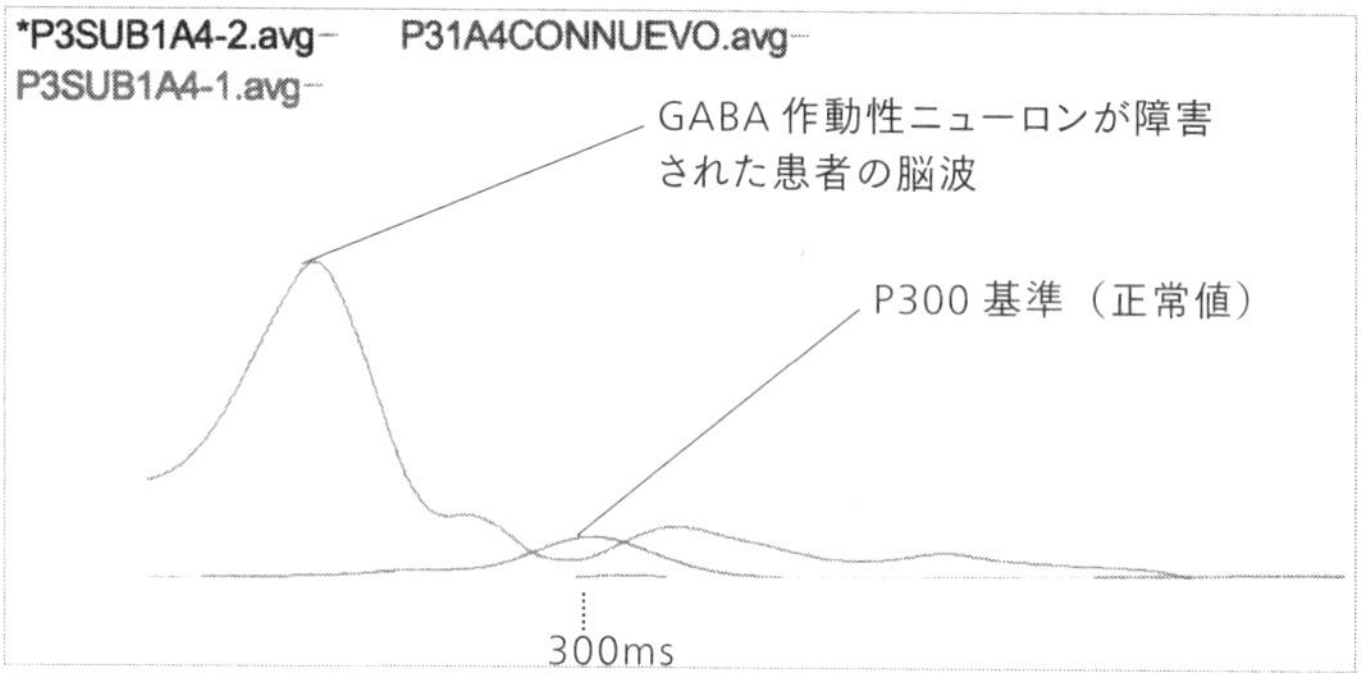

患者脳波は 300ms より前にピークがあって、振れ幅も正常値に比べると格段に大きく反応していることがわかる。

の若年性アルツハイマー病早期で、認知能力はほとんど落ちていないにも関わらず、脳波を見るとアルツハイマー病が完成している例があります。

この人の場合、MRI検査をしても全く萎縮が見られない状態ですが、従来は、アルツハイマー病の診断をするには、アミロイドPET検査でアミロイドβの沈着を見ることでしかできないと言われていました。ところが、P300機能性脳波検査の「感情を見る検査」に対して、過剰に反応していることがわかります。

過剰に反応しているということは、GABA作動性ニューロン失ったけれども、グルタミン酸作動性ニューロンはことごとく残っている状態で、アギラー先生が「アルツハイマー病の初期」と診断するステージです。

■「感情を見る検査」で前頭葉極の過剰反応が見られる患者の脳波

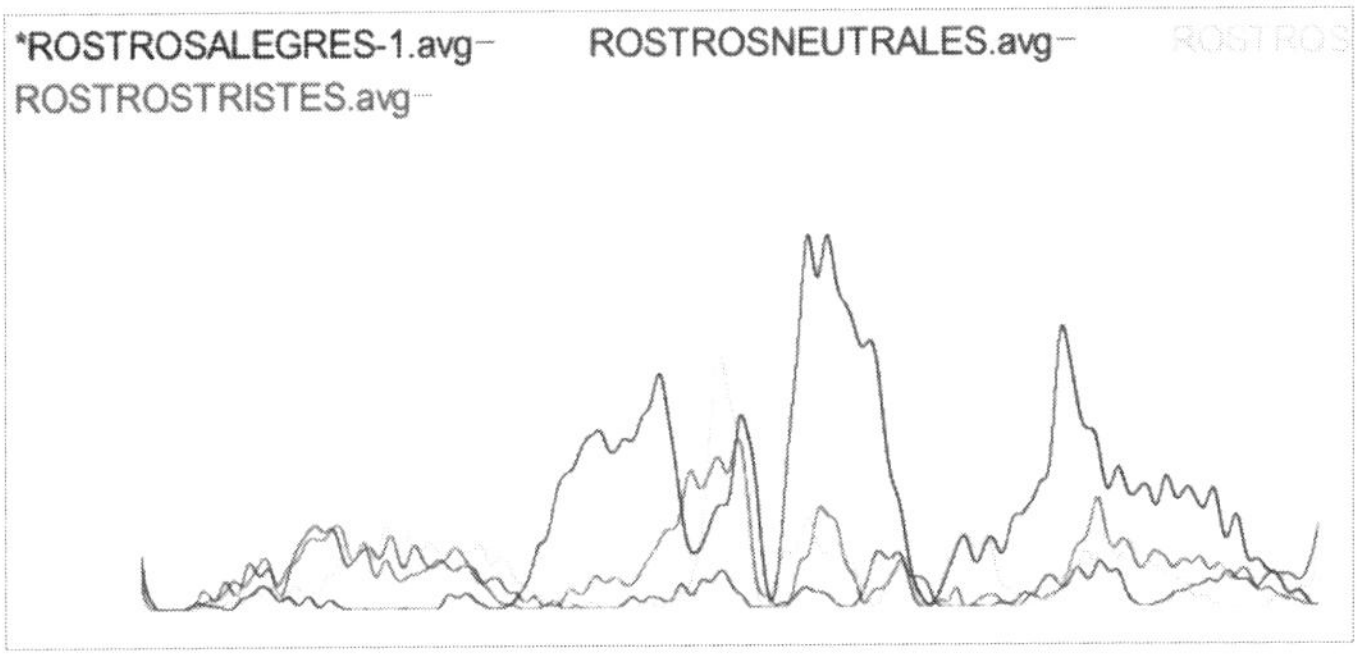

アギラー先生が「中期」と診断する時は、脳波の反応も出なくなる、要するに、グルタミン酸作動性ニューロンが減ってきたのが中期となります。

そして、脳波が完全にフラットになったのを「進行期」というようにスリーステージで脳波を診断しています。

日本の医療機関で診断がつきにくかった例

大学病院から紹介されたケースです。

ＡｐｏＥ３／４、ＭＭＳＥが7点の方で、ほとんど日常生活ができないという状況です。

大学病院では「アルツハイマー病」と診断したのですが、症状が特殊だったので、大学病院側でも首をかしげていたという状況でした。

ＭＲＩの所見からだけだと仕方ないのですが、脳波を取ってみるとアルツハイマー病に典型的なところが一つも見えない。

アギラー先生がこの方の脳波を見た時、「これはアルツハイマー病ではありません」とはっきり言いました。

ＭＭＳＥが７点まで進んでいるのに、頭頂葉にＰ３００機能性脳波の反応が残るということは、アルツハイマー病ではまずあり得ない。ですから、「アルツハイマー病ではない」と瞬時に見抜いたアギラー先生の判断を、私も正しいと思います。

では診断名は何かというと、実は従来までの診断名では処理できないものでした。

この方には双極性障害（バイポーラーディスオーダー）に非常に近い脳波パターンが出ていたのです。

感情コントロールができなくなっていて、前頭葉が明らかに誤作動しており、脳波波形のボルテージが異常に上がっていました。

■前頭葉／大脳辺縁系の GABA 作動性ニューロンが障害された患者脳波①

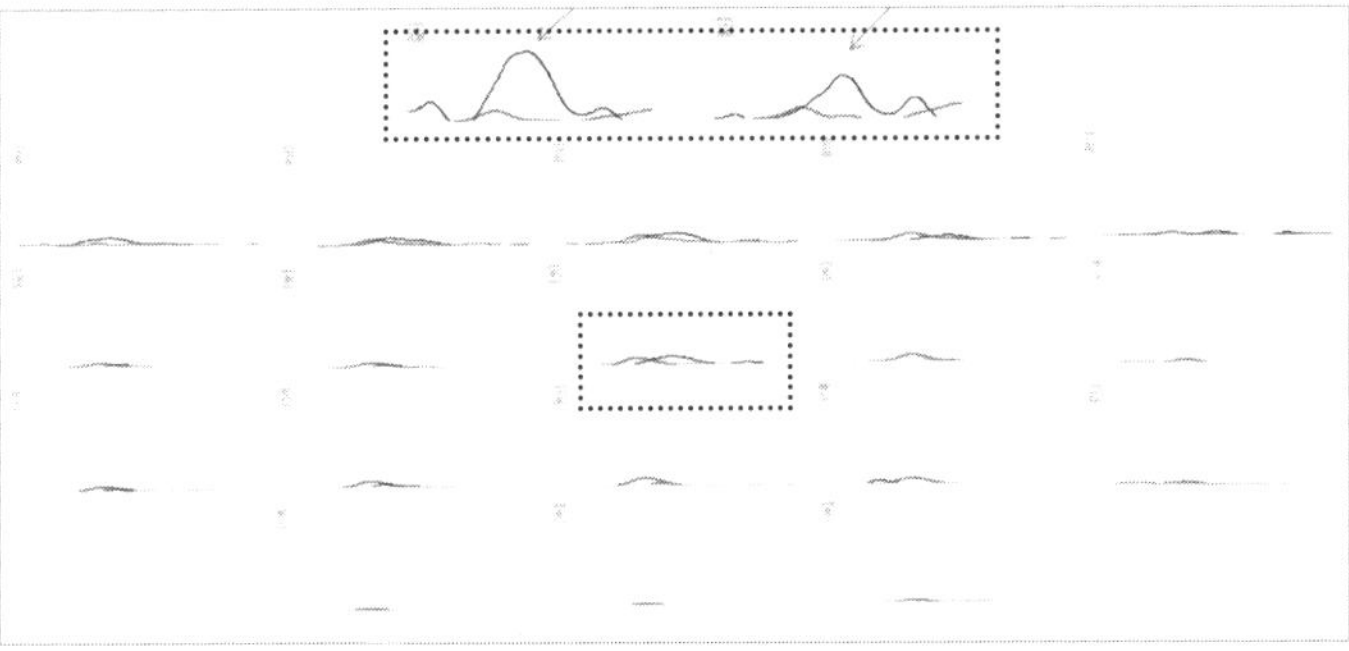

前頭葉極の脳波は左右差があり、頭頂葉部分には P300 機能性脳波が見られることが、アルツハイマー病の所見とは異なる。

教科書を見ると、「双極性障害（バイポーラーディスオーダー）」というのは躁うつ病のことですので、「躁うつ病で脳萎縮する」というようなことは、一言も書かれていません。したがって、従来の教育を受けてきた医師が、この人のＭＲＩ画像を見て双極性障害と診断できないのも当たり前の話です。

「双極性障害」や「統合失調症」という診断名は、この診断装置を持っていない、症状だけで診断をしてきた精神科の先生が作ったカテゴリーです。だから、そこに当てはまらないケースも実際にはあるわけです。

アギラー先生は、この症例を説明するために新しい病名をつけました。彼のレポートによれば、この人は、「前頭葉極に出ている

■前頭葉／大脳辺縁系のGABA作動性ニューロンが障害された患者脳波②

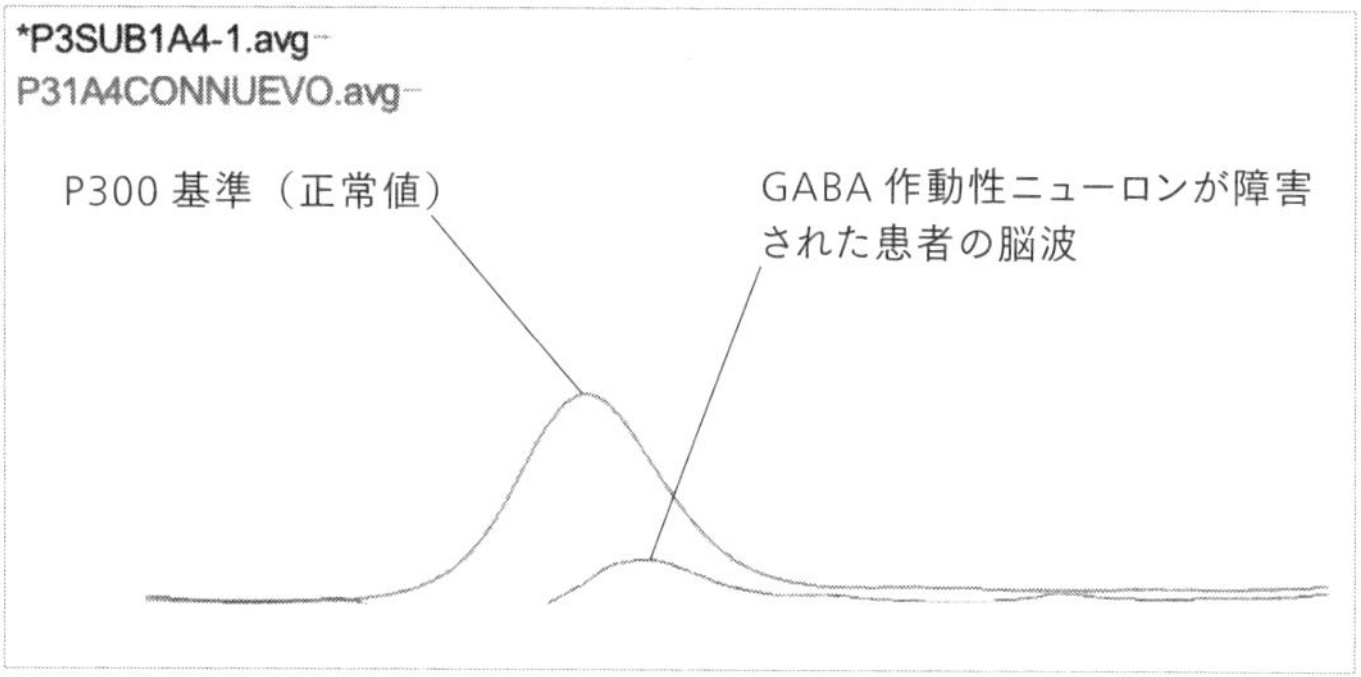

頭頂葉部分の脳波拡大図。

GABA作動性ニューロンが足りない。脳全体のGABA作動性ニューロンが障害されていて、特に大脳辺縁系（リンビックシステム）が障害されている」ということだったのです。

アギラー先生に、「ではこの診断名は何ですか?」と聞くと、「うーん」と唸った挙句、「フロンタル・リンビック・ギャバディフィシエンシー（前頭葉および大脳辺縁系のギャバ作動性ニューロン欠損）」という診断名を回答しました。こんな名前は教科書のどこにも書いていません。アギラー先生が作った病名ですから。

大脳辺縁系（リンビックシステム）は、大脳の奥深くにあって、大脳基底核の外

大脳辺縁系

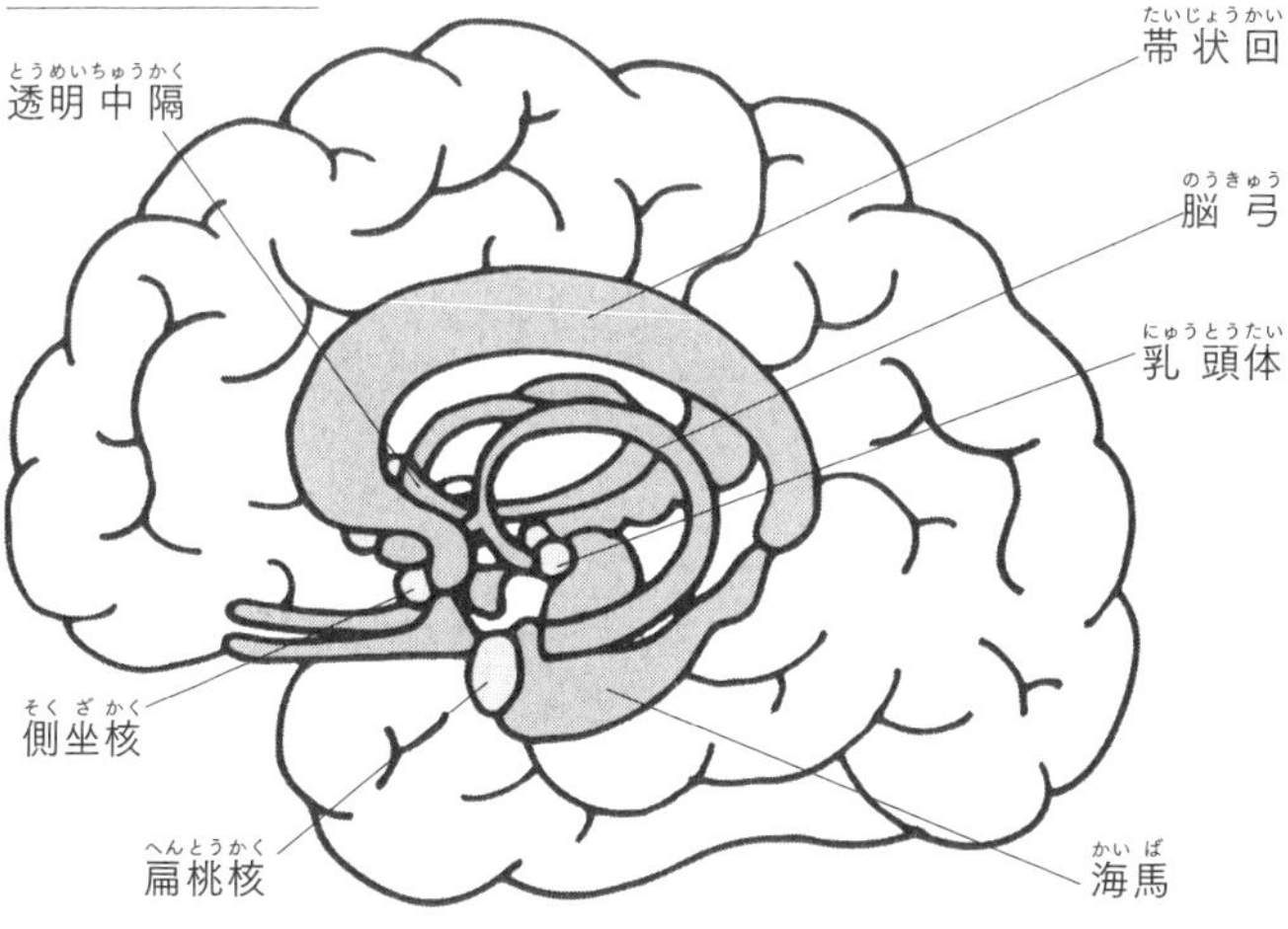

側を取り巻くように存在する部分で、人間の情動、意欲、記憶や自律神経活動に関与している部位です。

通常、一般的な双極性障害の場合は、大脳辺縁系を障害することはありません。だから教科書的には、「双極性障害の場合、記憶障害などが出ない」とされているのです。ところが、この人の場合は、実際に前頭葉と大脳辺縁系のＧＡＢＡ作動性ニューロンが障害されていることが、脳波所見から明らかなのです。つまり、アギラー先生の診断名は、この人の生物学的な事実を、非常に正直に表していると言えるのです。

この人は双極性障害のバリアント（多様体）の一つで、通常の双極性障害であれば、大脳辺縁系のＧＡＢＡ作動性ニューロンを障害しないのですが、この人の場合は、大脳辺縁系と前頭葉を優先的に障害している症例ということなのです。

当クリニックには、この種の症状を持つ方が、この人以外にもあと何名かいるので、日本全国にはかなりいるだろうと思います。

要するに、今まで日本の精神科や老人科などでは、どうしても診断できないカテゴリーが実際にあって、どこへ行っても診断つかないことがあると思います。そういう人の場合、症状から「アルツハイマー病」として処理されていることも多いだろうと考えられるのです。しかし実際の脳波所見から確実に言えることは、「アルツハイマー病ではない」ということなのです。

脳血管障害と小梗塞（ストローク）

ApoE３／３、MMSEが16点で、かなり日常生活に支障を来たしている方の例を紹介します。MRIを見ると、「結構萎縮もある」という所見が出ています。

脳波を取ってみると側頭葉の後が左右非対称で、これを見た瞬間にアルツハイマー病ではないとわかります。これは脳血管性認知症の典型で、一つ一つを詳しく見ていると、左右対称のところが一つも発見できません。（↓次ページ図）

これがもし、異常波がどこかに偏在（クラスタリング）して見られる時は、「多発性小梗塞（マルチストローク）」というふうにアギラー先生は診断します。

例えば、異常波の偏在が3か所ぐらいに分散している時は、「多発性小梗塞」と診断して、アミロイドアンギオパチーという選択肢も出てきます。

実は、当クリニックに女性の脳血管性認知症で来られた場合のほとんどは、このタイプで、異常波の偏在（クラスタリング）が見られないことが多いのです。

もしこれが男性で、異常波の偏在が見られ、心筋梗塞や動脈硬化があるというケースなら「動脈硬化性の脳血管性認知症」ということになります。

でも、ほとんどのケースが女性で、LDLコレステロールも低く、血管障害の原因がわからない。脳波の異常は左右非対称なので、明らかに脳血管障性認知症なんですが、なぜ血管炎が起きているのかわからないという事例が多いのです。

こういう人の10％ぐらいに橋本病の抗体が出ます。だからまず、血管障害の原因がわからない人には橋本病の抗体を調べています。

また、カゼイン、グルテン、イーストに対する抗体が出た場合には、おそらくその抗体が血

■典型的な脳血管性障害の患者脳波

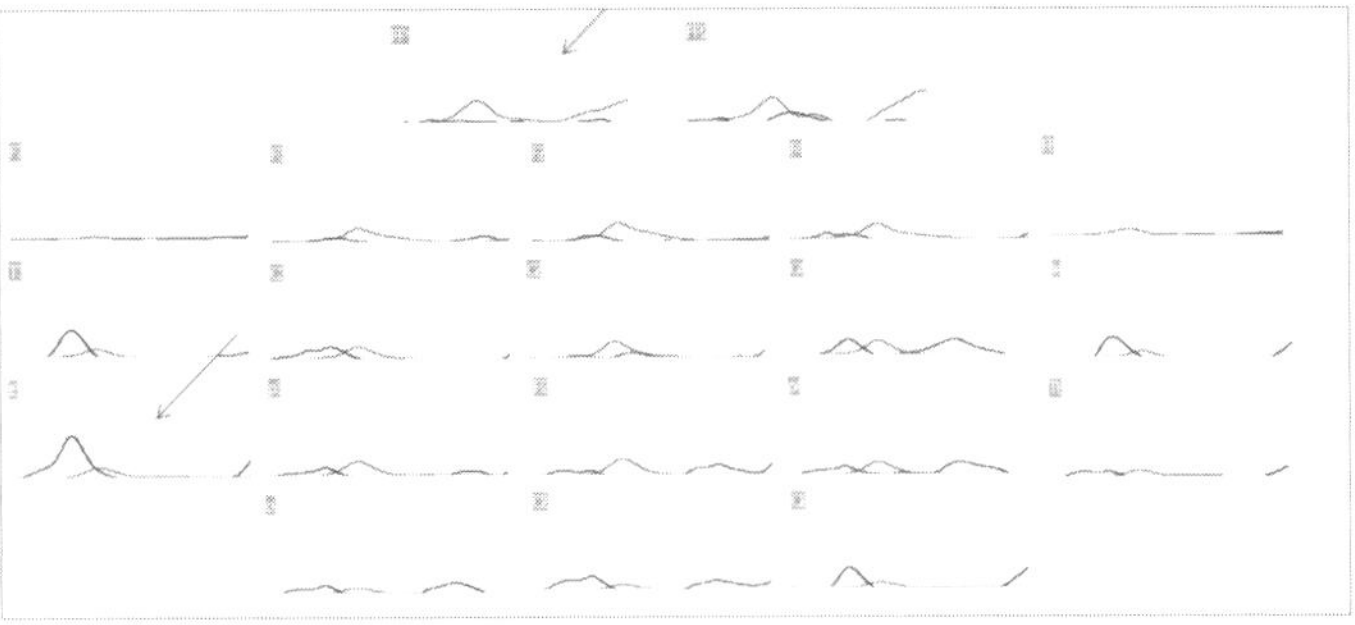

各電極で得られる脳波の左右差、非対称性が顕著に見られる。

管炎を起こしているだろうと考えます。

全身性エリテマトーデス（SLE）が潜んでいる場合などは除外して考えますが、血管炎を起こすいくつかの疾患についてはさらに診断をつけて、神経再生治療に入る前に、血管炎の原因を除去しておいたほうが、再生結果はよくなります。

アミロイドβの毒が溜まっているわけではないので、アルツハイマー病よりも再生効率がいい。血管炎がコントロールされてきた場合は、再生の予後はいいだろうと考えています。

もう少し症例を重ねてくると、日本の大学病院の先生達が、アルツハイマー病の診断について、どういうところに手こずっているかが、わかってきます。

当クリニックでは今、ほとんどの患者さんが再生治療に入っているので、それぞれのパターンでの再生治療の有効率というのが出てくれば、あえて今のオーソドックスな病名を振り当てる必要もないと考えています。今までの精神科や神経内科で行われてきた診断とは全くプロセスが別ですから。

もし仮に「心電図なしに心筋梗塞を診断せよ」と言われれば、それは不可能だと思います。心電図なしに心筋梗塞は診断できません。それを心電図なしに心筋梗塞を治療していたらどうなるか、ということと同じです。

アギラー先生が実践していることを見ると、認知症というのは脳の生物学的な病気であって、脳波を見れば、心電図で心筋梗塞を診断するように的確に診断できて、治療方針が立つ。これが、この数年間、私がアギラー先生から教えてもらったことです。

神経再生の順序

ほとんどの患者さんは、最初のフェーズでGABA作動性ニューロンの再生から入ります。

このGABA作動性ニューロンが足りなくなることによって、興奮性が高くなってくる。それを元に戻してあげると、興奮のために出てきている症状が緩和され、認知機能もよくなって、家族や本人が満足だったら、そこで治療を一旦終了してもいいと考えています。

興奮が長く続いた場合、脳に萎縮が来ます。アルツハイマー病の場合は、脳全体に萎縮が来ますので、再生治療は早いほうがいいと考えます。

実際、半年から一年ぐらいでよくなる人も結構いるので、これで症状がよくなれば、一旦やめて、もう一度認知機能が下がってきたら、また脳波を取って再生治療を再開するという方法もあるかと思います。

発達障害のお子さんの場合は、「治療のゴールをどこに持っていくか」「どこまで行けば止めるか」というポイントを決めるのが結構難しいと思います。

成長期にあるので、成長曲線のある程度のトラックまで戻してあげながら、様子を見ていったほうがいいだろうということで、どこで本人や家族が満足するかという話になると思います。

この治療法については、高次脳機能障害にも有効です。交通事故の後遺症や、くも膜下出血、脳卒中の後遺症などの例は、再生を阻害する要因が消えていますので、神経再生の速度は速いと思います。

その他、神経再生の速度が早いものとしては、「ＡｐｏＥ３／４タイプのアルツハイマー病」「出産時、へその緒が巻いた脳虚血による発達障害」「乳幼児期の交通事故」というような例は、比較的早く神経再生が見られます。

発達障害で、脳神経を障害した原因が除去されている場合は、遅ればせながら欠損した神経を作ってあげるという感じで、20歳ぐらいで治療しても綺麗に治っています。

神経再生に時間を要するもの、ゆっくり改善が見られる例としては遺伝性の発達障害や双極性障害、ＡｐｏＥ４／４タイプのアルツハイマー病、若年性アルツハイマー病で進行したタイプなどです。遺伝性の疾患は、神経障害の要因を完全に取り除くことがどうしても難しいからです。

治療成績について、アギラー先生は発達障害に関して、日本ではすでに数年以上実施しているので、改善率は76％という報告をしています。

２０１８年5月からの認知症を主とした当クリニックの事例で言えば、脳波所見からは１００％で神経再生が見られ、症状の改善については90％になります。

第2部

患者・家族の証言

01

若年性アルツハイマー病の診断を受けて来院した60代男性

60 代男性・A さんのカルテ

①主訴：言語・記憶障害

②初診前診断名：若年性アルツハイマー型認知症

③初診時検査値：ApoE タイプ：不明

MMSE：12（治療前）→ 13（治療中）

コグニトラックス：41.6

有害金属値：水銀 17.20 → 14.34

ビタミン値：ビタミン D 16.5 → 93.4

フードアレルギー検査：カニ 1+ ／マグロ 1+ ／ココア 1+ ／コーヒー 1+ ／パン酵母 1+ ／キノコ 1+ ／アーモンド 1+ ／クルミ 1+ ／ショウガ 1+ ／マスクメロン 1+ ／ココナツ 1+ ／メロン 1+ ／レモン 1+ パパイヤ 1+

④ P300 脳波による診断名：頭部外傷と双極性障害による認知機能低下

初診時安静時発作波を検出→発作波の減少

過剰性脳波電圧の改善、左右非対称性の改善

⑤解毒・神経再生治療記録：

解毒治療：グルタチオン点滴、チオラ錠、ビタミン D サプリメント、食事療法

神経再生治療：サイトカインによる GABA ニューロンの再生

Aさん（本人・家族）の話

「会社にいる時『なんかちょっと変だぞ』っていう違和感を感じたんだよ。突然言葉が出にくくなった。ショックだったね。本当は講演をしたくてしょうがないけど、できなくなっちゃったから脳ドックに行った」。

――主人はもともと理工系で、技術系の営業職でしたから、口八丁のところもあるし、人材育成の講演もこなしていて、1000人規模の講演会もよくやっていたようです。

それが突然、言葉が出にくくなり、講演も思うようにできなくなってしまって、とてもショックだったようです。

後で聞いたところ、みなさんの前で言葉が詰まってしまって、それ以降は部下の方に頼んだと聞きました。すごく不本意だったと思います。それで脳ドックに行きました。でも、その時は何もなかったんです。

その翌年に交通事故に遭って、ますます症状がひどくなったので、別の病院に連れて行きました。そうしたら「若年性認知症で、もう発症している」と言われたんです。

「事故の後に行った病院で『若年性認知症』と言われて、『なんじゃそりゃ』って怒ってた。だけど、だんだんわかってきたんだよ」。

――「認知症」と言われ、2人でショックを受けました。

慰留もされたのですが、ほかの人に迷惑をかけたくないし、言葉も出にくくて、パソコンの機能や操作もわからなくなってしまったので会社を退職しました。

それまで本当にバリバリでしたから、すごくショックで、本人はかなり落ち込みました。

認知症と診断されてから半年経ったぐらいの去年の3月に、ブレデセン先生の『アルツハイマー病　真実と終焉』という本を見て、「食べもので治る」と書いてあったので、「できるだけのことをやってあげよう」と思い、白澤先生のところに連れてきました。

「俺、こいつとは喧嘩ばっかりしたの。今だって喧嘩してるけどね、でも結果はね、こいつがいなかったら何にもできなかった。よくやったよ。この病院に来て治療を受けていることについては、一切迷いはない。彼女が調べてやり始めてるの。まるっきり俺に迷いはない。俺は治りたいんだ。そこが一番重要なポイントで、みんなその手前で挫折しちゃうんだ。認知症ってそんなもんじゃない」。

――前の病院で「若年性認知症」と診断されてから、いろんな門戸を叩きました。それで東京都がやっている、若年性認知症の方のデイサービスに連れて行ってたんですが「なんかちょっと違うな」と思っていました。

これはあくまで素人的な私の見方ですが、デイサービスに行くと「介護者の会」などの「場」の提供に関する情報はたくさんあるのですが、「認知症を治す」という情報はありませんでした。

世の中にはこんなにガン治療とか、最先端の治療法が研究されているのに、認知症全体の話として「なんで治療法がないのかな」ということを不思議に感じました。

まずは本人が「治れば自信を持って、ほかの人にもお薦めできる」と思っていて、2人とも何度も気持ちが折れたりしたこともあったのですが、本人の「治りたい」という気持ちを、医療側に「治し方を見つけてほしい」と伝えていくことも大事だと思います。

認知症の方々の集まりに誘っていただいて、健常者と認知症の方がいらっしゃるシンポジウムにも何回か行きました。

そこでは、現状にどのように対応していくかという話が中心になっていたので、本人は頭に来たらしく、突然マイクを持ってきて「俺は治りたいんだ」「治療法がないのはおかしい」「認知症でも治りたい」と言ったんです。

その場には専門家のお医者さんもいらしたのですが、「治す方法を教えてくれ」「治療法を探してほしい」と訴えていました。

彼が幸せになるのはやっぱり治ることです。だから「治りたい」って言ったんです。「治りたい」と本人が言うから、私は「じゃあ、もうやるしかないよね」という気持ちです。

「認知症は治らないもの」という諦めというより、若年性認知症の方のデイサービスにも、そもそも治療法の情報がないのが現状です。

私はとにかく「まず優先順位は彼を治すことだ」と今でも思っているんです。本人も治りたいと思っているので、私は、「治るんだったら治してあげたい」という気持ちです。そこに関しては迷いがなかった。2人で決めました。

若年性認知症だと言われてから読んだ、ブレデセン先生の本には「治る」と書いてあったから、「ブレデセン先生が言う36個の原因のうちどれなんだろう。まずは、原因を調べていただこう」と思って白澤先生のところに連れてきたんです。

検査をしてみて、白澤先生から「水銀値がすごく高かったのでマグロを食べるのを避けて下さい」とか「カドミウムも多い」とか「歯のアマルガムも全部取ったほうがいい」とか、今の状態をいろいろ教えていただきました。

何より驚いたのは、「アルツハイマー病ではなく、頭部外傷と双極性障害による認知機能低下」と、脳波から診断されたことでした。

双極性障害というのは、躁うつ病のことです。セカンドオピニオンを求めに来たわけではなかったので、正直に言うと私たちのほうが戸惑いました。

左の前頭葉のあたりにすごくダメージが残っていて、そのために認知機能が落ちているということです。検査をしたのが5月で、7月からサイトカインによる神経再生治療に入りました。

「喧嘩ばっかりやってるけど爆発が減ってきた。でも言いたいことがまだ、ちゃんと出てこない。最近じゃ、最後は毎回平謝りしてるからね。やっぱりね、男は謝ったほうがいい。女にはかなわねえ。本当だよ。娘にもう、けちょんけちょんに叱られて。だからあれ以降、一回も喧嘩してないぜ。人生真っ暗になったな、あれで。あれ以降しばらく落ち込んでた」。

――「この治療を続けてから、今までの変化」という点では、私から見ると「爆発」というのが減ってきたように思います。

彼は「頭の中の爆発っていうのは、自分で抑えられない」と言っていました。それが、「自分で感情をコントロールすることができるようになったから、自分で自分を抑えられないということが随分なくなってきて、辛かったのが楽になってきた」と言うようになりました。自分で自分を抑えられないのは辛いんだろうと思います。

白澤先生には「なかなか、そんなに簡単にはいかないよ」と言われたんですけれど、でも「治る」という希望が持てるようになってきました。前は認知症だと言われて光が見えなかったので。


今までは好き勝手な食生活で、本当にひどかったので、食生活を戻すだけでも本当に大変でしたけれど、今は「まずい」と言いながらも、お利口さんに私の作る下手な料理を食べてくれています。薄味を心がけているので仕方ないんですが。

この病気は周りが疲れます。私がいつまでもつだろうと思う時もあります。

本人は少し前、私をかばった娘に叱られたことがあって、それ以降、少し反省したようです。娘の力は強いなと思いました。

今までは謝ることはなかったのに、最近は私に謝るようになりました。そういう意味では少しずつ改善してきていると思います。「自分がいけないことをした」というのがわかるようになって、謝るということができるのは、進歩だというふうに思います。

進歩はしている。ただ、どこをもってゴールとするかの判断は難しいですね。病変がまだあるということを教えていただいたので、そこが治って、脳波が平常に戻った時点が一つのゴールかなと思っています。

ドクター白澤の診察メモ

Aさんは認知症でサイトカイン治療を適用した当クリニックで最初のケースです。若かったし、認知機能の低下がかなり進んでいたので、最初の印象は「若年性アルツハイマー病」でしたが、アギラー先生の診断は、「頭部外傷と双極性障害（躁うつ病）による認知機能低下」でした。

その頃は私も「双極性障害で認知機能が下がるということはない。双極性障害は繰り返すことはあるけれども、統合失調症のように精神が荒廃して破壊されることはなく、認知機能が下がってアルツハイマー病のようになることはない。むしろ、うつ病が落ち込んで認知機能が下がったように見えるから鑑別診断には注意すること」と教科書に書かれていて、医師の頭にはそうインプットされているため、脳が萎縮して認知機能の低下が見られるという症状に対して「双極性障害」という病名がつくことは、まずあり得なかったのです。

この診断はアルツハイマー病を専門に研究してきた私にとっても驚きでした。

ただ、アギラー先生との症例カンファレンスを重ねてみて、彼の診断を分析してわかったのですが、アギラー先生の診断方法、考え方はこれまでの医学常識とは全く違うのです。

Aさんの場合も、アギラー先生が確信を持って「アルツハイマー病ではない」とはっきり診断した理由があります。このように、脳波所見から診断を正確につけることは、非常に画期的であると同時に、病気の予後にも関係してくる重要なことなのです。

現行の医療はいわば「症候学」です。つまり、患者さんを観察して「認知機能が落ちている」という症候、出ている症状から、それに近い病名を当てはめていくという考え方です。したがって、原因論、生物学的情報、形態学的情報なしに診断しているところに大きな問題があるのです。

これに対して、アギラー先生の場合は、「生物学的にどうか」という検査をして、客観的事実から判断するアプローチです。

例えば、心電図から心筋梗塞とか、虚血性心疾患というのを診断しているのと同じように、脳波から脳の病気を診断しているわけです。

心臓というのは〝興奮性の臓器〟なので、興奮のパターン＝心電図から病気が診断できるわけですが、これは脳も同じです。脳も〝興奮性の臓器〟ですから、その興奮のパターン＝脳波から病気が診断できるという、言われてみればごく当たり前の話です。

アギラー先生はもともと神経化学者（ニューロケミストリー）で「この細胞が分化していくのに何が必要なのか」という研究に携わっていた方ですが、どうやって脳波と診断をマッチングさせたかについては謎です。

ただ、脳波に関して相当高いレベルのスキルがないと、ここには至れないのです。

私も脳波の本を全部見ていますが、こんな方法はどんな研究書、論文にも書かれていません。したがって、彼が実践している診断法に関しては、症例を重ねて自分で編み出したとしか思えません。

アギラー先生が「アルツハイマー病ではなく、明らかに双極性障害である」と診断している脳波のパターンが、Aさんの場合も全部出ていたので、そう診断した理由が理解できるのです。

まず第一に、「感情の検査」で、感情的な顔を見せた時の脳波を見ると、前頭葉が過剰反応を示しているという特徴があります。

これはアルツハイマー病ではほとんど出ません。

Aさんの場合、一番のピークは1８000ボルトぐらい出ています。普通は3000ボルトなので6倍です。

■ P300 機能性脳波

「感情テスト」治療前（左）と治療中（右）を比較すると振幅が小さくなっている。

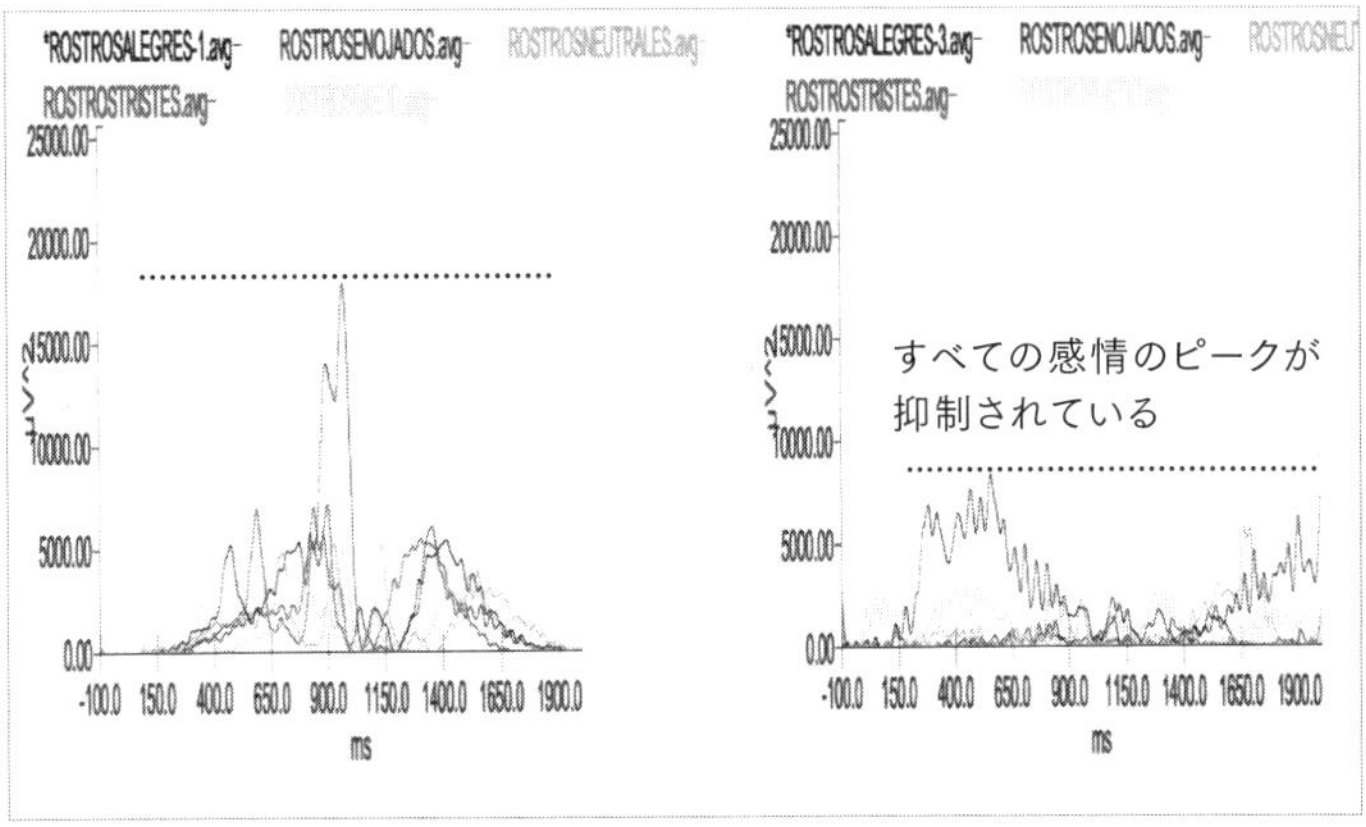

「視覚的空間記憶テスト」では、前頭葉の反応に左右差が見られる

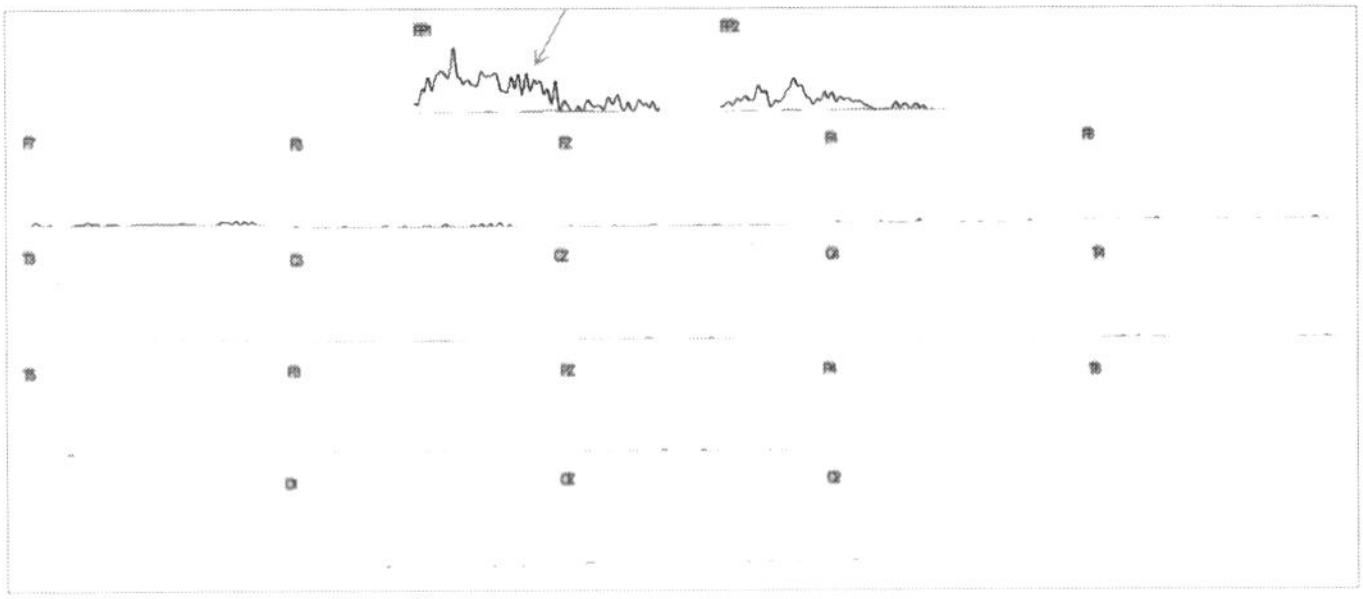

ご本人や奥さんが「怒りが爆発して止められなくなる」「感情をコントロールできない、暴走して辛い」と仰ってましたね。

第二に、「視覚的な空間記憶検査」で、四角が出てきて数を答えるという検査に関しても、前頭葉のボルテージが高く、異常な波が出ています。

第三に「注意力の作動機能検査」でSの後にTが出てきたのを見て反応速度をテストする検査にも過剰反応性脳波が出て、反応がフラットになっています。これは異常に反応しているため、反応する機能が発現しないということなんです。

アギラー先生が「双極性障害」と診断する要件は、この「三点セットが揃う」ということが重要になります。

これはGABA作動性ニューロンの欠損につながるのですが、これらの要件がセットで揃っていくところに大きな特徴があります。

GABA作動性ニューロンが欠損すると、具体的には、怒りが止められないというような興奮性刺激を沈静化する働きが落ちてきます。

この症状が起きるには、遺伝的な要因と後天的な要因があります。この場合、脳波所見が左右対称に出ていても、アルツハイマー病ではなく、双極性障害という診断が下ります。

アギラー先生によれば、双極性障害で記憶障害が生じる説明として、双極性障害の中に、大脳辺縁系（リンビックシステム）を直撃するタイプのものがあって、Aさんの場合、これに該当するタイプだということです。

大脳辺縁系が障害されると短期記憶が飛んでいくので、認知機能が非常に下がって見える。大脳辺縁系の中でも特に、海馬のGABA作動性ニューロンの機能が落ちています。

では、なぜこういうことが起きるかというと、Aさんの場合は左右差がある。つまり、この人は交通事故で外傷を受けたことによって、頭部外傷と双極性障害の組み合わせで急激な認知機能低下を招いたということです。

この診断についてはアギラー先生に何度も確認して、その上で「アルツハイマー病ではない」と言ったので、診断書にも「アルツハイマー病ではない」と書いたのです。

外傷性の原因で記憶が落ちるということは十分あると思います。脳のいろいろな部分の複合的な原因が一個の脳の中に共存してるということはたびたびあることです。

回復してきたことを示すエピソードの中に、「頭の中の爆発が止まった」ということと、「自分が悪いことをしたのがわかって謝るようになった」と仰っていましたが、これは、前頭葉の脳波反応がノーマルレンジに入ってきたことからわかります。だから奥さんも少し楽になったと思います。暴力的な行動と言動に耐えに耐えてきたはずですから。

Aさんの場合は神経再生の前に解毒治療から入ったのですが、水銀値がかなり高位でした。17・2パーセンタイルで相当高かったため、まず、解毒をかなりやりました。サイトカインはそれより1か月後ぐらいから始めて、現在9か月目になります。

02
若年性アルツハイマー病の診断を受けて来院した50代女性

50代女性・Bさんのカルテ

①主訴：記憶・計算能力障害

②初診前診断名：若年性アルツハイマー型認知症

③初診時検査値：ApoEタイプ：3/3

MMSE：22（治療前）→24（治療中）

コグニトラックス：48.6

有害金属値：カドミウム10.77／アルミニウム12.15

ビタミン値：ビタミンD 13.8→98.3

骨密度（対YAM値）66.3→73.4

フードアレルギー検査：カゼイン1+／牛乳1+／ホエー（乳清）2+／ヨーグルト2+／紅茶1+／緑茶2+／キャベツ2+／ニンジン2+／カリフラワー1+／セロリ1+／キュウリ1+／ナス1+／ニンニク1+／長ネギ2+／タマネギ1+／ジャガイモ2+サツマイモ2+／カボチャ1+／里芋2+／トマト2+／モヤシ3+／栗2+／黒こしょう1+／七味唐辛子1+／サクランボ3+／パイナップル1+／スイカ1+

④P300脳波による診断名：若年性アルツハイマー型認知症→過剰興奮性の脳波が減少、消失し、神経回路が回復しつつある

⑤解毒・神経再生治療記録：

解毒治療：グルタチオン点滴　神経再生治療：サイトカインによるGABA作動性ニューロンの再生

Bさん（本人・家族）の話

「私が財布をどこかに忘れちゃったり、あまりにもいろんなことを忘れるというので、『脳ドックしませんか』というポスターが貼られていたのをお父さんが見て、予約してきちゃったんです。そこから始まって、まさか自分がそんなふうになっているとも知らなくて、国立大学で受診してみたら『若年性のアルツハイマーですね』と言われました」。

――妻は、物忘れもなんですけれども、数字が特に弱くなりました。ウチはお店をやっているのですが、例えば、91円のお買い物をしたとして、お客さんが10円のお釣りをもらおうとして101円払った場合、「1」「0」「1」というレジ操作をします。それができなくなったり。

あとは例えば、タバコの銘柄が数字で並んでいて、左から右に、横方向には探せるんですけど、99番で上の段が終わって、次の段は左端に戻って100番から始まるとしたら、99までは行くんだけど、段が変わると100が追えないとか。

それ以外に関しては、全然気づかなかったんです。今でも数字以外は普通で、生活している中では、「こんなもんかな」という感じです。

「自分が思ってるような感じにできない、数字がうまく出なくなったのはいつ頃だろう… なんともしようがないし、父親がアルツハイマーだったんです。だから私に置いていっちゃったのかなって思ったりもして…」。


——ここに来たのが去年の6月。その前に大学病院で診断されたのですが、本人は診断されてから「ドキドキしちゃって、レジができない」と言うんです。だから去年の春からレジには入ってません。間違った時にちょうど見ていたのですが、101円出されて戸惑っている時、お客さんに「10円でしょ」って言われて。それからは、品出しとか違う仕事をやっています。

こちらの病院に来ようと思ったきっかけは本です。テレビ番組が先だったか順番は忘れましたが、『アルツハイマー病 真実と終焉』という本を見て「これは電話したほうがいい」と思って予約しました。その本に載っていた36の原因というのがありましたが、有害金属もアルミ以外ほとんど該当しなかった。「悪いところがないんじゃどうなるんだろう」という時に、「神経を再生する治療がありますよ」と言われて、金額を見て保険が効けばいいなと思いましたが、「3年ぐらい頑張ってみようか」と。

再生治療を始めてから半年から6か月強ぐらいです。何もしなかったらもっと進んでいたかもしれない、だから現状維持の効果があるのかもしれないのですが。

「自分では、今は普通に生活できているのかな。いつも普通に。でも、九九はできない。住所を漢字で書けるかな？ 書けると思うけどわからない。レジに立ったり、計算ドリルをやってみるとか、数字を使うこともあまりしていないです」。

——ここに来始めた頃に、かけ算の九九ができなくなったのに気づいたんです。車の中で一緒になるので、八の段をよく間違ってたかな。赤ちゃんの脳と一緒だからというので先生の話を聞いた日から一生懸命やろうと。お昼ご飯をメモしたり、少しでも書くことをしていこうというところです。

ドクター白澤の診察メモ

Bさんは50代の若年性アルツハイマー病ということで、大学病院からの紹介です。アミロイドPET検査による確定診断がついていて、検査画像を見ると全頭にアミロイドβの定着が見られました。

当クリニックでの初診時検査の結果で言うと、ApoE遺伝子のタイプも3／3型で、若年性アルツハイマー病を発症する身体的な問題は見られなかったのです。

Bさんの場合は、体内の有毒重金属についても、カドミウム、アルミニウム、銀が若干高かったものの、水銀は高くないし、動脈硬化の数値も年齢相応でした。

そのため、有害金属の侵入ルートを断つことで解毒に努め、ビタミンDや女性ホルモンを改善する栄養補充治療を行いました。

フードアレルギー検査ではカゼインが1+でしたが、野菜にも結構、出ていたため、「リーキーガット症候群」ということで、ボーンブロス（鶏や豚、牛の骨などからとったスープ）を作ってもらって体内の炎症を鎮める食事療法を勧めています。

食材にこれだけアレルギー反応が出た場合、それを全部避けようとなると、食べるものがなくなってしまうので、どこで線を引くかということが一つの判断のポイントになると思います。

初診時検査でMMSEが22点だったところから24と上がってよくなっています。脳波で見ると、後頭葉の反応が上がってきました。おそらく、600ミリセカンドぐらいあたりのピークからリカバリーしてきているのですが、まだ前頭葉の機能が回復してないところです。

実際にはMMSEが向上していたりする部分もあるのですが、この段階では回復傾向にあるかどうか、興奮性の波がもう少し収ってくれないと本当に止まったのかどうかというあたりがはっきりしません。（↓次ページ図）

■治療前（左）と治療中（右）の神経回路の機能状況を示す脳波比較

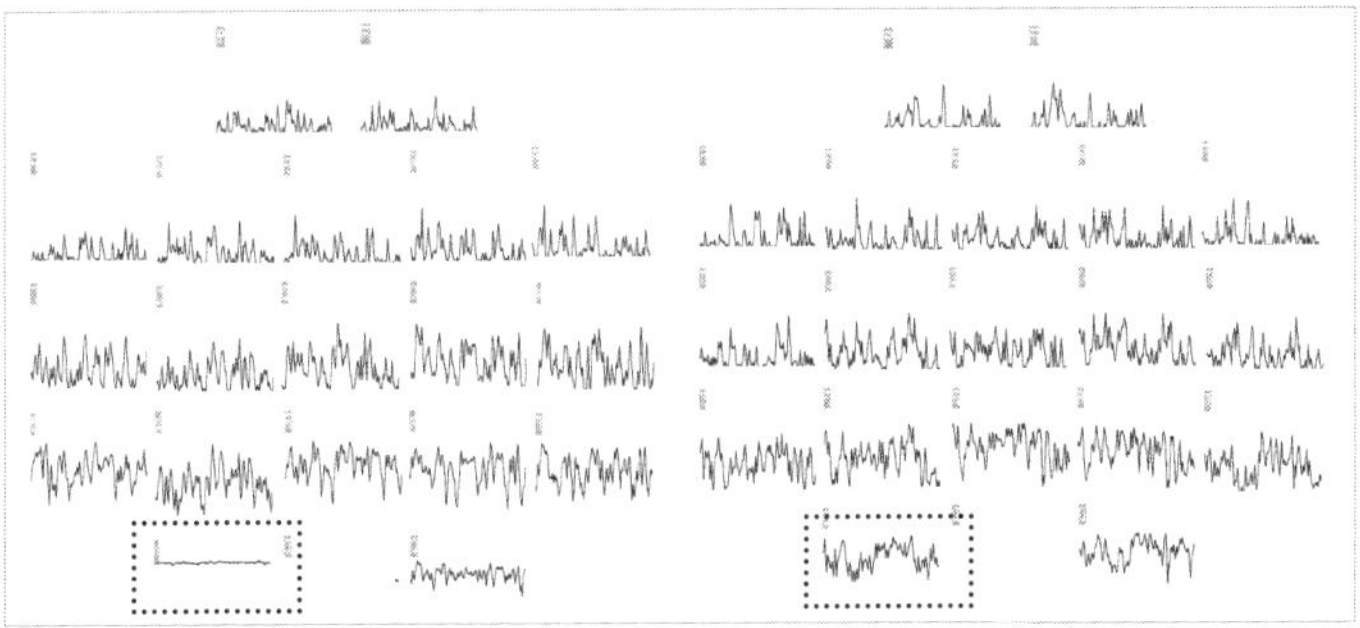

後頭葉に治療中の脳波（右）には治療前（左）には見られなかった反応を認める。

■治療前（左）と治療中（右）の脳波の比較

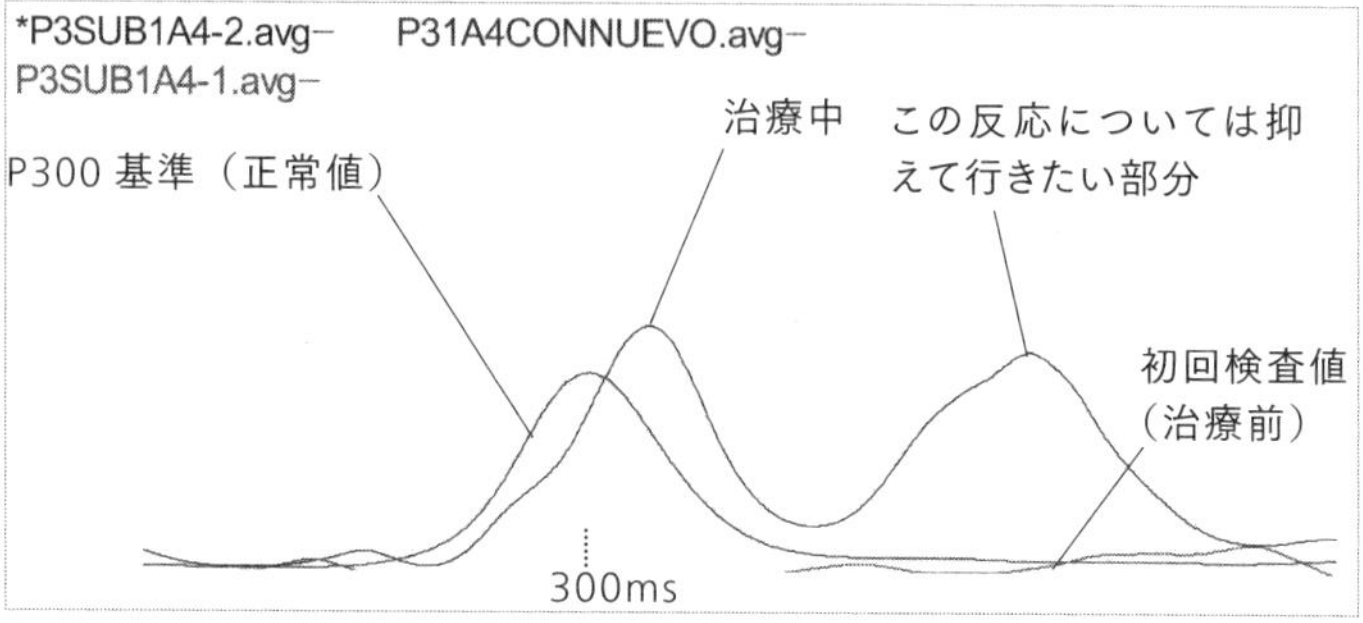

治療前に比べると治療中の脳波は正常値に近づいてきたことがわかる。

■「メンタル（思考）の柔軟性検査」時の治療中脳波

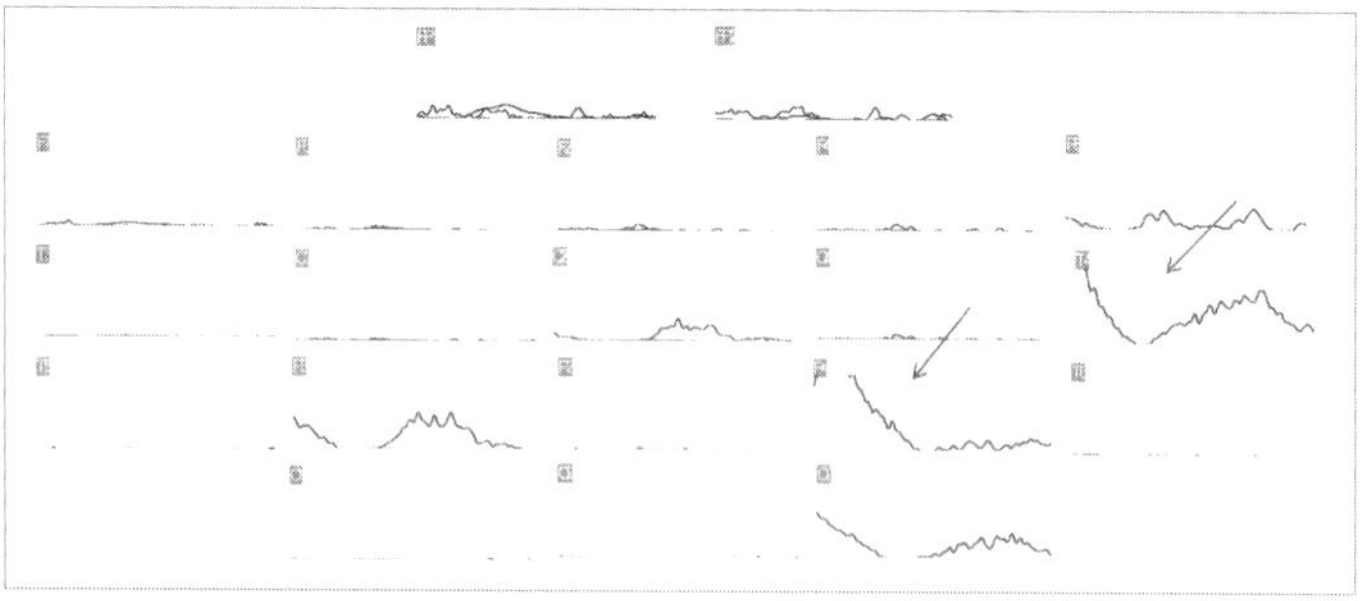

アミロイドβ沈着の多い前頭葉では、ほとんど脳波が検出できていなかったところから比べて、右側頭葉、右後頭葉の反応が出てきたため、前頭葉にも少し反応が見られるようになってきた。

ただ、興奮性の波が消えているところも見られるので、かなり収っている、回復しつつある過程ととらえたほうがいいですね。

まずは、この若さでこれだけ認知機能が落ちていることから、相当な速度で神経細胞を失っていると考えられます。したがって、病気の進行をまず「止める」ことです。治すことというよりも、まずは止めることだと思います。

若年性アルツハイマー病の場合、進行が速いことが脅威です。何もしなければ、1年以内に介護施設に行くことになるほど、進行してしまう可能性もあるため、急速に進行する病気を止めることが治療戦略になります。

今の段階ではドーパミン回路の再生がまだなので、「計算ドリルをやりなさい」と言っても、意欲が出ないかもしれません。まだ回復していない時に脳トレをやったからと言ってよくなるものでもないですから。

もう1人、Bさん同様、若年性アルツハイマー病で、特に身体の原因として悪いところがないという点で、似たケースの方がいらっしゃいます。

Bさんと同じように大学病院からの紹介で来られて、アミロイドPET検査でアミロイドβの定着が見られ、ＡｐｏＥ遺伝子タイプも３／３です。年の頃も同じ50代の奥様で、症状も非常によく似ています。特に、前頭葉にアミロイドβが蓄積していて、脳波所見とも合うのです。

では、なぜこういった症例で、アミロイドβが前頭葉にたくさん溜まったのかという疑問については、今の医学ではよくわからないというのが現状だと思います。

ただ、こういう方の例から、注意喚起できることとして、まず、ＡｐｏＥ遺伝子のタイプに４型を持っていなくても若年性アルツハイマー病になる可能性があるということ。さらに、両方とも女性だということ。

血管の異常は特に見られず、動脈硬化も通常の50代女性相当で、血管病変は考えにくい。橋本病にも罹っておらず、全身性エリテマトーデス（ＳＬＥ）や糖尿病もありません。脳萎縮に関しても、それほど萎縮があるわけでもない。

したがって、予防や早期治療という観点から言えば、こういうケースの方の例として、いつから始まったかわからず、気をつけようがないと思います。

ＡｐｏＥタイプがが４／３や４／４だったら、気をつけるポイントになると思うのですが、3／3ですからそれも難しい。

まだ、ブレデセン理論でも見つかってない、われわれ医療者が気づいていない何かがあるということになるかと思います。


Bさんのケースでは、物忘れ、レジが打てなくなった、クルマの運転をしていて、自宅の車庫入れでぶつけたというようなことが病気に気づく「きっかけ」だったようですが、そういう症状から認知症を疑って検査して早期発見に努める。日常生活の中で注意をしていくということでしょうか。

Bさんの場合は、今の治療をしながら経過観察ということになります。これからどこまで神経再生して、回復できるかということについてはもう少し見てからということになります。

03

アルツハイマー病の診断を受けて来院した70代女性

70代女性・Cさんのカルテ

①主訴：記憶障害・失行・遂行能力低下
②初診前診断名：アルツハイマー型認知症
③初診時検査値：ApoEタイプ：不明
MMSE：21（治療前）
コグニトラックス：75.8
有害金属値：水銀12.12／アルミニウム12.25
ビタミン値：ビタミンD 23.1 → 133.0
骨密度（対YAM値）62.0 → 80.0
フードアレルギー検査：ハマグリ1+／サケ1+／エビ1+／カゼイン1+／卵白1+／卵黄1+／牛乳1+／スイスチーズ1+／ホエー（乳清）1+／ヨーグルト1+／紅茶1+／ココア2+／緑茶1+／パン酵母1+／ビール酵母1+／グリンピース1+／大豆1+／カシューナッツ1+／クルミ1+／ココナツ1+／そば1+／グルテン1+／ライ麦1+／小麦1+
④P300脳波による診断名：アルツハイマー型認知症
前頭葉から側頭葉、頭頂葉におよぶ広汎な神経回路ダメージを認める→GABA作動性ニューロンの再生を確認
⑤解毒・神経再生治療記録：
解毒・栄養補充治療：プリモジアン・デポー筋注
神経再生治療：サイトカインによるGABAニューロンの再生

Cさん（家族）の話

母が患者です。子供は三姉妹で、姉と妹が一緒に住んでいるのですが、最初は、行動にちょっとおかしな点が見られることが、病気に気づくきっかけでした。具体的に言うと、夜9時ぐらいに寝るとして、2時間ぐらい経った11時ぐらいにはもう起きてきて、朝食の準備をしだしたりというようなことです。

母は自分自身では「お前たちが言うほどじゃないんだよ」と忘れてるのかもしれないですが、そういうことが度重なって、「ちょっとおかしいな」ということで近所の病院に行ったところ、「アルツハイマー病です」と診断されました。

一年前、旅行に行った時、自転車で転んだことがあったんです。その時、「外傷性くも膜下出血」と言われました。それでなくても大切な脳細胞を、さらに失うことになるのかと不安でした。

今でも、認知症の薬を出してもらっている近所のかかりつけのお医者さんには通ってはいるのですが、どこへ行っても「薬を飲み続けて、介護認定を取って、地域包括支援センターでケアマネジャーに介護プランを立ててもらって、デイケアなどに通ってください」ということしか言ってくれません。

今も認知症の薬は飲んでいますが、かかりつけのお医者さんと平行して白澤先生の治療を受けています。

何かあった時、やっぱり不安があるので、すぐ近くにお医者さんもいてほしいのですが、患者側としては「治ること」「改善の希望」がほしい。「改善させたい」と思いでいろいろ本を読んだり頑張ったんですけど、あまりいいものがなくて…。

そんな時、白澤先生の『アルツハイマー病 真実と終焉』という本をたまたま妹が手にして、読んでみたら、「もしかしたら改善するかもしれない」というので、こちらに電話をしました。

自由診療ということで医療費のこともありましたが、家が自営をしていた時の貯蓄もあったので受診を決めました。

私の友人のお母さんが、3年ぐらいで娘や息子の顔がわからなくなってしまって。体調がいい時は機嫌もいいのですが、体調がよくない時は機嫌も悪くて「すごく疲れた」と友達が言っているのを聞くと「大変だな」と思っていました。

その方は入院されているのですが、母とそんなに年齢も変わらないのに、結構進んでしまっていて、進行がすごく早かったのです。

そういうのを見ていると、「今、できることをなんでもやっておこう」という気持ちが強かった。金額とかではなく、「とりあえずできることがあるんだったらなんでもやろう」という気持ちですね。

検査を受けてみると、結果はやはり脳が萎縮していて、アルツハイマー病の中度という診断でした。脳波を見ても、あまり動いていない、山がない状態でした。

白澤先生からも、「どこまで改善するかはわからないけれども、今の状態をキープすることはできると思う」と言われたんです。「それでもいい」と思って治療を受けてみようと思いました。

現在、治療に入ってから9か月目です。サイトカインによる神経再生治療は第2クールで、もうすぐ終わるところです。その後は食事療法や解毒治療を継続します。以前と比べると、例えば最初の頃は、「どこに行くの？　どこ行くの？」という感じだったのですが、そういうことは、最近、特になくなってきました。

今日もお茶の水の駅を下りて、毎回、同じ出口から出るのですが、「あぁ、ここは右だね」とか、クリニックのあるビルに来ても、「7階だよね」ということは、もう、結構前からわかっていまして、「改善してきたのかな」と思います。

やっぱり運動がいいということで、自転車も乗るようにして、一日一万歩ぐらい歩くようにしています。ウォーキングのテストでも速度は速かったので、体年齢は結構若いと思います。

最初の頃は、1人で家に居させるのも本当に不安でした。

例えば、お風呂でもシャンプーとリンスを間違えるとか、ボディーソープで頭を洗ってしまったりということもあったみたいなんですが、今はそういうことはなくなりました。

今でもお風呂は一緒に入っているのですが、洗顔は洗顔用せっけんで、化粧落としには化粧落とし用のせっけんを、自分で選んで使っています。

洗う順番も、自分で決めたやり方でできています。「次、どこを洗うの」と聞いても、毎回同じように答えるので、恐らく、お風呂に1人で入らせても安心できるかなと思います。

母は、もともと料理が趣味だったので、料理は前からやっているのですが、「この野菜を使って」と言って出すと、自分で炒めて、味付けもします。

これは妹が言っていたことですが、「お母さん、料理が趣味だったのに、全然作らなくなった」という時がありました。

母が料理をしなくなったきっかけというのは、姉も妹もお弁当がいらなくなったとか、「今日は夕飯いらない」ということが多くなったため、「1人分だけ作るのはもったいないし、面倒だな」ということもあって、作らなくなり始めたようです。

ただ、そういう理由だけではなく、今までは食べられないぐらい何種類も作っていたのに、食事自体をだんだん作らなくなっているという状態だったようですが、今は時間になると、野菜をごそごそし出して作っています。

この病気になったのは、糖尿病もきっかけだと思うのですが、食べることが大好きなんです。今は痩せたのですが、昔はもっとぽっちゃりでした。

今でも、１人で買い物に行かせると、自分の好きな菓子パンなどを買おうとするので食品の買い物だけは目が離せない状態です。

「リーキーガット」とも言われまして、食事も調整していました。今は治ったのですが、小麦食品は控えています。

ただやっぱり、好きなパンは食べたいようなので、おからのパウダーを使った蒸しパンみたいなものを作ってあげたり、料理の工夫は、家族としてもすごく勉強になっています。

昔はよくカラオケとか歌っていたのですが、「懐メロがいい」ということを聞いたので、たまに家の中で美空ひばりなどの歌を流していたら、最近、母が口ずさんでいる時があったり、お風呂で流していても、口ずさんだりして、それはちょっと改善かもしれないなと思いました。

今日はウイック（カツラ）をかぶってるんですが、昔から何種類か持っていて、気分で使い分けていました。ある日、突然カツラをかぶってきたんです。「昔のキムタクみたいだね。『ちょ待てよ』って言って」と言ったら、ノリがよく返してくれたんです。そういうノリがよくなったのも感じますね。びっくりしました。

お金がかかることでもあるのですが、母の年代ぐらいの人は、みなさんそれなりに貯金はあると思うのです。

治療しないまま、お金を持っていても、いずれ介護に使うだけになるよりは、一、二年の間につぎ込んで、この治療に賭けてみるというのもいいかなと思いました。

ドクター白澤の診察メモ

Cさんはアルツハイマー病による認知機能低下に加えて、「外傷性くも膜下出血」の既往歴があるということで来られました。

脳神経細胞の再生は、脳卒中の後遺症や外傷の後のリカバリーというのが一番治りやすいのです。ケガが終わっていれば、それ以上に脳神経細胞を破壊していく原因が取り除かれているからです。したがって外傷などの後遺症のリカバリーのほうが、治療効果が期待できるのです。

Cさんの症状について、アギラー先生は「アルツハイマー病」と診断しています。ただ、前頭葉の脳波を見ると左右非対称の波形が見られますし、側頭葉の前側が、かなり左右非対称になっていて、これを見るとケガによる影響もあると考えられます。

初診時の検査では、MMSEが21点でしたので、日常生活でも家族の援助が必要なレベルだったと思います。

治療の経過を見ると、Cさんの場合はかなりいい感じで回復が見られるので、サイトカ

■ P300 機能性脳波

全体像

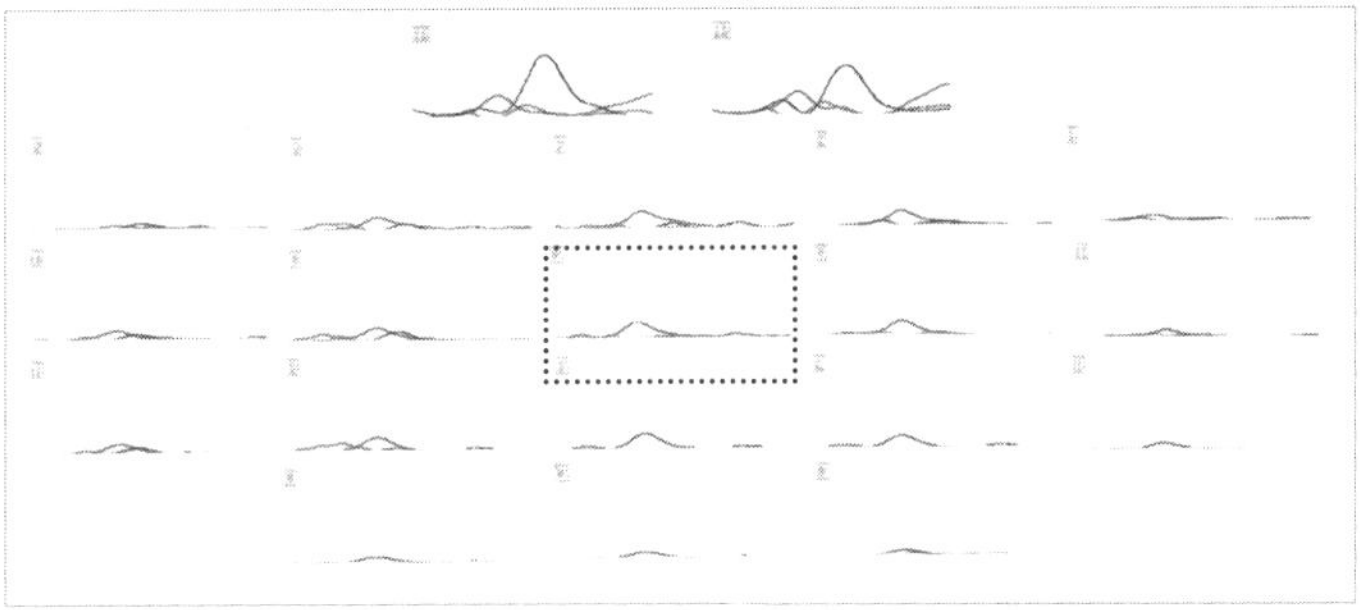

全体的に左右の対称性があるが、前頭葉、側頭葉など部分的に非対称性を認める。外傷による影響と考えられる。

Cz（正中中心部）拡大

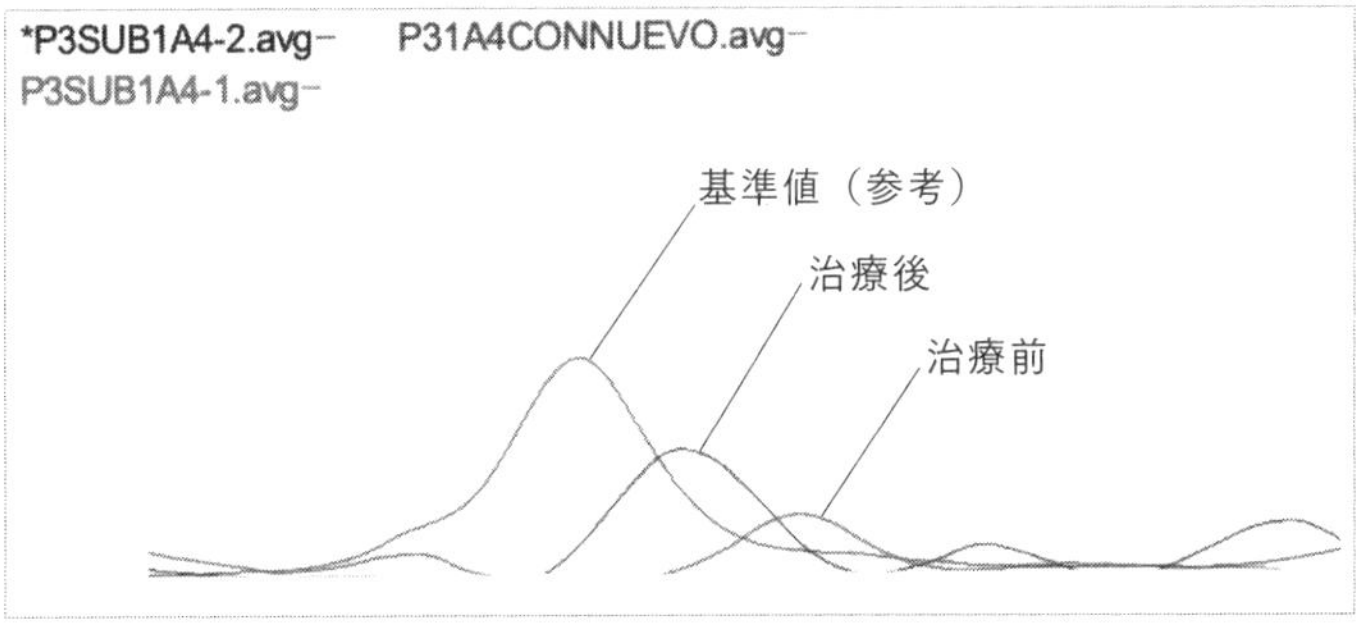

治療により、治療前に比べると治療後の脳波が基準値（正常）に近づいてきた。

インによる神経再生は2クール（8か月）で終了できるのではないかと見ています。

脳波を見ると、余計な波は全部消えいて、P300の波がどこまで戻ってくるかというあたりまで回復しています。

P300の脳波は健常の人と比べた場合、まだ少し遅いものの、結構いい感じで波が回復していて、いいリカバリーだと思います。

Cさんはアルツハイマー病の中期で来られて、9か月目に入るところですが、最初の4か月でGABA作動性ニューロンの再生を確認して、そこで余計な波が全部消えていたので、グルタミン酸ニューロンの再生を次の6か月でやりました。ある程度、認知機能が元に戻ったら、神経再生治療は一旦終了します。再生が不十分な場合はもうワンサイクルの6か月間継続します。その後は解毒療法を続けて、体質や生活習慣全体を改善しながら、身体が持つ自己再生能力による神経再生につなげていきます。

サイトカインによる神経再生治療の卒業という判断基準は、脳波が元に戻るということと、MMSEの値が上がって、家族が満足するということが一番大きいです。本人と家族が満足するということです。その後は解毒治療でフォローしていきます。

Cさんの例は改善が顕著で、ご家族も手応えを感じていらっしゃいます。認知症の患者さん自身はだいたい「私は前から悪くない」と仰います。ただ、家族は困っていることが多い。その家族を救ってあげたい、本人だけではなく家族も救うということです。

この病気はガンと違って、本人にはあまり負担がかかりません。ただ、多くの場合、やはり家族に負担がかかっているので、その部分が消えたことは治療の評価として挙げられます。家族が傷んでいる。その家族の痛みを取ってあげることが、認知症治療の大きなミッションの一つなのです。

お風呂にも1人で入れるようになる。1人で留守番を任せても安心になる。料理がすごく好きで食べることが大好きだったのに、料理をしなくなったところから、最近、また作ってくれるようになったというように、自律して生活できるところから趣味も楽しめるようになることで、家族の負担がなくなるわけですから。

Cさんの場合、糖尿病があるのと、リーキーガット症候群もあって、食物アレルギー検査でグルテンに抗体が出ているので、グルテンをコントロールしなければなりません。そのため、通院をきっかけにして、日常生活を立て直しながら回復していく方法を見つけられればと思います。

04

アルツハイマー病の診断を受けて来院した70代女性

70 代女性・D さんのカルテ

①主訴：言語能力・記憶障害

②初診前診断名：アルツハイマー型認知症

③初診時検査値：ApoE タイプ：3/3

MMSE：17（治療前）→ 24（治療後）

コグニトラックス：71.7

有害金属値：水銀 13.21 ／アルミニウム 12.41

ビタミン値：ビタミン D 15.9 → 96.9

骨密度（対 YAM 値）90.5

フードアレルギー検査：鶏肉 1+ ／ロブスター 1+ ／エビ 1+ ／カゼイン 1+ ／卵白 2+ ／卵黄 2+ ／牛乳 1+ ／スイスチーズ 1+ ／ホエー（乳清）1+ ／ヨーグルト 1+ ／コーヒー 1+ ／パン酵母 1+ ／ビール酵母 1+ ／筍 1+ ／ゴボウ 1+ ／昆布 1+ ／キノコ 1+ アズキ 1+ ／モヤシ 1+ ／グリンピース 1+ ／カシューナッツ 1+ ／ゴマ 1+ ／ショウガ 1+ ／レモン 1+ ／パイナップル 1+

④ P300 脳波による診断名：アルツハイマー型認知症

前頭葉から側頭葉、頭頂葉、後頭葉におよぶ広汎な神経回路ダメージを認める→ GABA 作動性ニューロンの再生と過剰反応性脳波の消失を確認

⑤解毒・神経再生治療記録：

解毒・栄養補充治療：プリモジアン・デポー筋注

神経再生治療：サイトカインによる GABA ニューロンの再生

Dさん（家族）の話

母が患者です。私は離れて暮らしているのですが、去年の夏ぐらいから、電話をした時、電話に出てから答えるまでに、ちょっと時間がかかって、なかなか言葉が出てこないということが、結構頻繁に出るようになりました。

毎年、夏に一緒にお墓参りをするのが習慣なので、母と待ち合わせをして一緒に行く約束をしていたところ、結局会えなくて父に連絡を取ったら、「携帯を家に忘れて出かけていったよ」ということがありました。

どうやら約束をしていたことも忘れていたのか、本人はよく覚えていないようだったのですが、「ちょっとよくないな」と思っていました。

その後、母の状態があまり芳しくないということもあって、温泉に連れて行ったんです。その温泉は脱衣場に入る前に浴衣を受け取って入るシステムなんですが、母は浴衣をもらい忘れてしまったということがありました。

そんなことが起きる前、去年の4月に、白澤先生が監修された『アルツハイマー病真実と終焉』という本を私が読んでいまして、認知症には非常に高い関心を持っていたので、「そういう兆候が現われてきたら、すぐに連れて行ったほうがいいな」と思っていたのです。

同居している父は「いや、そんなことはないだろう」とむしろ否定する感覚を持っていました。その理由の一つが、日常の支払いをほとんど母がしていまして、「それがきちんとできている」ということでした。「ちょっと言葉はたどたどしいことがあるけど、認知症ではないだろう」と否定したい気持ちが強かったみたいです。

検査結果を伝えたら、「そうか、そういうことなのか」と納得していました。

母には、厳しい言い方をせず「こういう認知症の検査ができる病院があって、治療も最近は進んできて、いい治療法があるんで、もし興味があったら行ってみる？」と話したら、母も否定しないで「行ってみる」ということで、こちらの病院に来て検査を受けました。

その日のうちに、白澤先生からは「アルツハイマー病で間違いないだろう」と診断されました。ＭＭＳＥは17点で、ＭＲＩを撮ったら、かなり萎縮が進んでいたこともわかりました。

正確な診断結果については、機能性脳波検査の結果を待ってからということになりましたが、1か月後の再診時に、アギラー先生の診断でも「アルツハイマー病の初期から中期の段階だろう」ということで、診断が確定する前から解毒治療は始めていました。

最初の1か月はサプリメントの錠剤を始めて、アギラー先生の診断が出てからサイトカインによる神経再生治療を始めました。

再生治療に進もうと決めたのは、一年前の症状と比べると全然違ってきたので、「なにかしらの治療を始めたい」と思っていたので、「おそらくアルツハイマー病だろう」と言われた時点で、「じゃあ、始めよう」と決めました。

母はまだ70代半ばなので、60~70代から発症すると、家族の負担が増える可能性もあるし、健康に長生きしてほしいという気持ちもあって、「多少、経済的負担があったとしても、総合的に考えるとメリットが高いだろう」と話して決めました。

治療を始めてから最初の1か月は顕著に症状が改善したのですが、理由はよくわからなかったのです。というのも、最初はサイトカインによる再生治療に入る前で、解毒治療として、食事療法に取り組み始めた段階だったからです。フードアレルギーの結果についても結果が出るのは1か月後でしたから、まず、白澤先生が一般的に止めたほうがいいと言っていた小麦製品を止めることから始めました。

世の中には小麦製品がありふれているので、このことは思っていたよりも、かなり大変なことでしたが、とにかくできることをいろいろやってみると、1か月で結構、症状がよくなったのです。

具体的に言うと、電話の対応にもあまり間が空かなくなりましたし、父の話によると、ほとんど動けなかった状態から、それも改善されたということでした。

私は、ブレデセン先生の『アルツハイマー病　真実と終焉』を読んだ時、すごく説得力ある形で論証されていたので、「そのとおりだな」と思いました。

ブレデセン先生のリコード法が提唱していることは、特別な何かをするというよりも、今まで大切にされていた睡眠や運動、食事を見直して、バランスよく改善していこうという考えで、それを最初の導入時にやって、その後、サイトカインによる神経再生治療を始めたことで、相乗効果があったんじゃないかと思っています。

サイトカインを始めてからの経過については、父によると、「眠そうな感じがしているから、よくないんじゃないか」という話もしていました。

白澤先生からは、「脳波の興奮が半分以下に抑えられたらいいね」と治療開始時に言われていたのですが、2回目の精密検査の時、脳波の興奮作用が前の5分の1ぐらいに下がっていて、思っていた以上の効果がありました。

おそらく「眠そう」というのは、リラックスして、副交感神経が優位になったのかと思います。父も最近になって、「やっぱりあれがよかったのかな」と言っています。

MMSEが17から半年で24まで回復したので、今、サイトカインは中断しています。「何がよかったのか」ということを先生にお尋ねしたところ、「おそらくGABA作動性ニューロンが、かなり顕著に増えたことが推測されるので、それが一番大きな理由だろう」と仰っていました。

母は昔、そろばんをやっていたので、脳トレとして珠算検定用の練習ドリルを「時間がある時にやってね」と言っておきました。父がそれをチェックしてみると、思ったよりもできていたようです。

母の場合、「散歩だけはずっと続けたほうがいいよ」ということを前から言っていたのですが、散歩は続けていたので、最初の精密検査の時も、「骨密度がすごくしっかりしていますね」と先生が仰っていました。運動を続けたことも、いい結果につながった理由の一つではないかと思います。

治療前の期待に対する満足度で言うと、かなり満足しています。言葉がまだ少し、たどたどしいんですが、「ここまで改善したんだから、言葉もよくなるといいな」というように、より要求水準が高くなって、サイトカインを再開するタイミングをどう判断するかまだ決めかねているところです。

費用のことで言えば、治療を検討しているご家族の経済的事情や価値観もあるし、「そんなに長生きしたくない」と考えている人もいると思います。

私の立場、周りの家族のほうからしてみると、言い方が経済的に過ぎるかもしれませんが、「コストパフォーマンスをどう判断するか」という視点も持っておいたほうがよいのではないかと考えています。

多少お金がかかっても、かけたほうが将来的に見た時、私にとってもちろん、家族のほかのみんなにとってもプラスになるだろうと思いました。私はそういう価値観で決めました。

ＭＭＳＥが17から24点まで回復すると、先生からすると「別人ですよ」と言われました。あと1点で25点まで行けば、国内旅行にも1人で行けるレベルだそうです。そういう意味で言うと、治療にかけただけの見返りを十分得られていると思います。

母の場合、実際に働くわけではないので、お金として戻ってくるわけではないのですが、周りの家族の負担が減るということは、見返りとして十分、評価できることです。

認知機能が改善したことで本人も自信が出てくると思うし、経済的なファクターだけではなくて、普通の日常生活ができるという点を考慮しても、十分投資の対象として考えていいのではないかと思います。

ドクター白澤の診察メモ

Dさんはアルツハイマー病の初期から中期という診断でした。MMSEが17点まで行ったので、よく24点まで回復したなと思います。これも息子さんの対応がよかったのでしょう。温泉での着衣失行や、物忘れにより、電話でのやりとりが難しくなってきたということだったのですが、MMSEが17点になると、こういったエピソードが起きます。

一般的にはMMSEが15点になると、迷子や徘徊で警察に保護されるということが起きるので、まさしくそれに近い状態だったと思います。

それが今では24点まで回復されました。あと1点で国内旅行ができるレベルまでに記憶力も回復しています。言語記憶のスコアも76から87まで上がっています。

Dさんの場合は、サイトカインによる神経再生治療に入る前に1か月ほど解毒治療を実施しました。有害金属の水銀、カドミウム、アルミ、鉛など、ほぼ全部の値が高かったのです。

食物アレルギーについては牛乳などの「カゼイン」に抗体が出ていて、小麦のグルテンには出ていませんでした。

解毒治療に加え、必須栄養素補充もしています。ビタミンBとC、EPA、DHA、ホモシステインの改善などです。

もともとDさんはスポーティーな方で、息子さんもアウトドア派の人です。だからそこに戻してあげたほうがいいと考えています。

単純なウォーキングではなく、トレッキングで言うと「高尾山」というように具体的な目標を出します。

回復の目処として、「ここまで行ったからいいだろう」というのではなく、もともとの社会的な位置づけまで戻してあげるということを目指しています。それをゴールにするということです。

サイトカインによる神経再生治療を始めてからの経過について、最初は「よく寝る」という現象が出ることもあるので、「家族が不安になった」ということを、みなさん仰います。GABAトロフが効いてくると、興奮していた人が落ち着いてくるので、おとなしくなるのです。

Dさんの場合、3か月で大きく改善した背景としては、もともと脳神経回路の基本的な

■ P300 機能性脳波

全体像

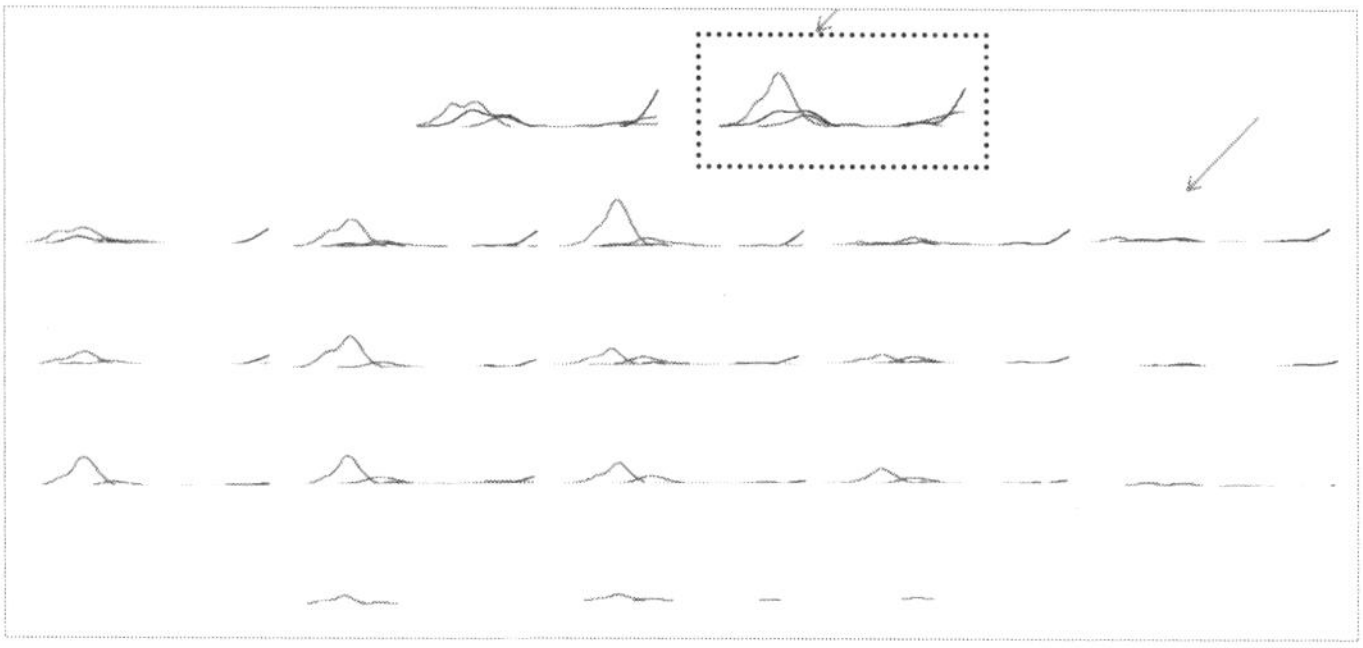

異常脳波が非対称的に分布しているが、異常脳波のパターンが統一的であり、アルツハイマー病による病変と考えられる。

前頭葉極拡大

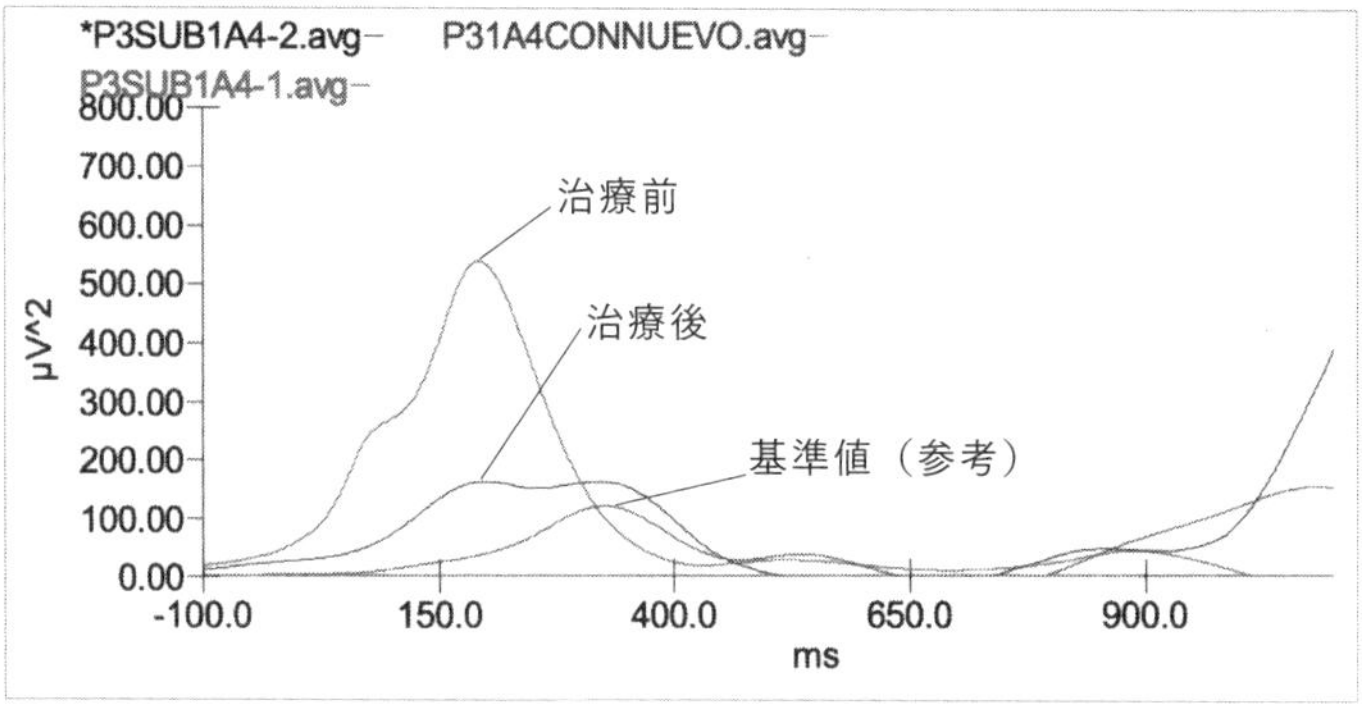

治療により、治療前に比べると治療後の脳波が基準値（正常）に近づいてきた。

構造、ネットワークがそれほど乱れていなかったと思われます。

GABA作動性ニューロンの再生は比較的速やかです。したがって、GABA作動性ニューロンが再生すれば、大方の神経回路が元に戻っていったのでしょう。

しかもApoE遺伝子のタイプは3／3型なので、進行もそれほど早くないことが幸いしました。

脳神経の障害は起きているのですが、計算能力がそれほど障害されなかったというご家族の話もあったように、グルタミン酸作動性ニューロンはしっかりしていたということです。そのため、GABA作動性ニューロンの再生が終われば劇的に改善できたのです。

「ここらへんで治療終了しても大丈夫だろう」ということが、100例ほど診ている中で、だいたいわかるようになってきました。

ここからのさらなる改善を目指すには、アクティビティー（肉体活動）を高めにもっていってGABA作動性ニューロンの数が維持できれば、残りの人生は困らないでしょう。

4か月で認知症治療を卒業して、維持療法に行った事例です。これは今までの常識を覆す出来事ですが、現実として当クリニックで起きていることです。

05

初期アルツハイマー病の診断を受けて来院した70代男性

70 代男性・E さんのカルテ

①主訴：記憶障害

②初診前診断名：初期アルツハイマー型認知症

③初診時検査値：

ApoE タイプ：3/4

MMSE：26（治療前）→ 30（治療後）

コグニトラックス：92 → 98.9

有害金属値：水銀 14.33 → 13.91

ビタミン値：ビタミン D 15.4 → 78.4

フードアレルギー検査：ハマグリ 1+ ／ホタテ 1+ ／卵黄 1+ ／紅茶 1+ ／緑茶 2+ ／パン酵母 3+ ／ビール酵母 3+ ／ゴボウ 1+ ／キノコ 2+ ／カシューナッツ 1+ ／クルミ 2+ ／黒こしょう 1+ ／ショウガ 1+ ココナツ 1+ ／そば 1+ ／グルテン 1+ ／ライ麦 1+ 小麦 1+

④ P300 脳波による診断名：てんかん + 脳血管性認知障害

初診時安静時発作波を検出→発作波の消失

脳波電圧の改善、左右非対称性の改善→職場復帰の意欲と自信

⑤解毒・神経再生治療記録：

解毒治療：グルタチオン点滴、ALA- ビタミン E サプリメント、食事療法

神経再生治療：サイトカインによる GABA 神経、ドーパミン神経の再生

Eさん（本人）の話

私はずっと特許の仕事に携わっていましたが、ちょうど1年前の3月末で勤め先の会社を退職しました。

退職した理由として、「記憶力が落ちてきたな」という自覚を持っていて、「仕事の能率も悪くなってきたな」という感覚があったことです。

本当に仕事に影響するほどかといえば、そこまで困ってはいなかったのですが、やはり物忘れが多くなったことに対する不安がありました。

母がアルツハイマー病だったこともあり、会社を辞める半年ぐらい前に、別の病院でMRI検査をした時、「認知症までは行ってないのですが、遺伝性のアルツハイマー病が始まっている」と言われました。

その時、私は69歳。その年には70歳になる。会社は73歳までいられたし、上司からも「いてほしい」と言われていたのですが、「このへんがいい区切りじゃないか」と思って退職したんです。

退職してみると、今度は「どうやって時間を潰すか」ということになります。しょっちゅう旅行に行くわけにもいかないし、料理教室なんかにも通ってみたりしたんですが、なかなか時間は潰れない。なんとなく「もったいないな」という感覚を持っていました。

そうしたら、家内が本屋で白澤先生が監修された本を読んで「アルツハイマー病は治らないと思っていたんだけど、改善すると書いてあるのよ」と話してくれたので「じゃあ病院に行ってみようか」ということでここに来たんです。「アルツハイマー病は治らない」というのがこれまでの常識でしたから、「治る」と言われるのなら、治療を受けてみたい。

検査をして診察で「脳萎縮があっても脳神経は治る、再生する」ということを聞いた時、すごく希望を感じましたし、「是非、治療を受けてみよう」と思いました。

実際に治療を始めるにあたっては、費用との兼ね合いもありました。これ以上高いと、もう少し躊躇したかもしれないですが、それなりに貯蓄もあるから「このぐらいならいいかな」ということで決心しました。

先端医療で治療例がまだ少なかったので、「本当に回復するかな」「どこまで回復するだろうか」ということがわからない中での決断でしたが、それほど迷いはなかったです。

治療前の期待に対する、今の満足度については高いです。物忘れの兆候が出てきて仕事を辞めたわけですが、「再就職して社会復帰しよう」「仕事を再開してみよう」と思うわけですから。

気持ちがここまで前向きになるというのは、何物にも代えがたいという気がします。「治らない」と言われる病気がよくなる、改善を実感できるというのは本当に嬉しいです。

神経が再生している。まだ、完全ではないかもしれないですけど、再生する方向に行っていることは確かです。

どれだけ数値的に本当によくなってるのかというのは、専門知識が必要になってくるので詳しくはわからないですが、検査の結果説明で脳波の波形を見ていたら、今までゼロだったものが、具体的に脳波の波形が回復している状態を見せてもらいました。

これから、今後もこの治療を続けて仕事に復帰できれば、お給料も定期的に毎月入るようになるというのは大きいです。

自分のためにも「仕事をしたほうがいいんじゃないかな」と思えたのは確かで、それがなんとなく実現しそうなところまで回復したわけですから。一番喜んでくれたのは家内ですね。

自分が仕事を辞めるところから、復帰する気持ちになったということが回復したことの証だと思います。それは確かで間違いないんです。

治療に関しては、その人の状況や価値観によると思います。経済的にどうかというのは大きな問題ですね。まだ私と同程度で、発見された程度ならば、薦めてもいいかなとは思ってます。

やはり私は、母がアルツハイマーでしたから、遺伝子を持っているわけです。だから子供たちには、「こういうことがあるから、知っておいたほうがいいよ」ということはよく言ってます。2人いるんですが40歳前後になります。

今までこの治療をやってきて、副作用や気になる症状もなかったです。食事療法で私は痩せました。穀物の小麦はやめました。食事も効いてるかもしれないですね。

今回の結果に対しては、認知症の症状が進行してしまう前に治療に入ったことがポイントになったのかなと思うんです。

会社を辞めた時もそんなに悪い状況ではなかった。仕事をしていたわけですし、上司もまだ辞めるなんて思ってもみなかったみたいです。

そういう状況でも気がついたのは、別の病院ですが受診して、「アルツハイマー病が発症している」と指摘されたことが大きいです。

母がアルツハイマー病で、遺伝に関して可能性があると思っていましたから。

母が病気の時は、ここまで治療が進んでいるということは、全然思ってもいませんでした。アルツハイマーは治らない。放っておくしかないという感じでした。医学の進歩でしょうけれども、認知症が治るなんて思ってもみないですから。

ドクター白澤の診察メモ

Eさんは初診時の検査で右側頭葉の脳波に「てんかん発作波」が見られました。そのため、まず、これを消すことから治療を始めたわけですが、通常、アルツハイマー病がどんなに進行しても、てんかん発作波にはつながりません。発作波が出るということは、どこかに脳血管障害があるということです。Eさんの場合は多発性小梗塞病変が焦点になっていると観察されました。

EさんはApoE遺伝子のタイプは3／4型なのですが、P300脳波を見ると、波形が左右非対称に出ていました。

安静時脳波、P300脳波、P300干渉波、注意テストの脳波異常から前頭葉、前頭葉極、側頭葉、頭頂葉、後頭葉における広範な神経回路のダメージが見られ、脳波が非対称的に分布していました。

少なくとも、ほとんどのアルツハイマー病のケースでは、左右対称に脳波所見が出ているので、脳波パターンから、アギラー先生も「脳血管障害、多発性小梗塞による神経回路

■ P300 機能性脳波

全体像

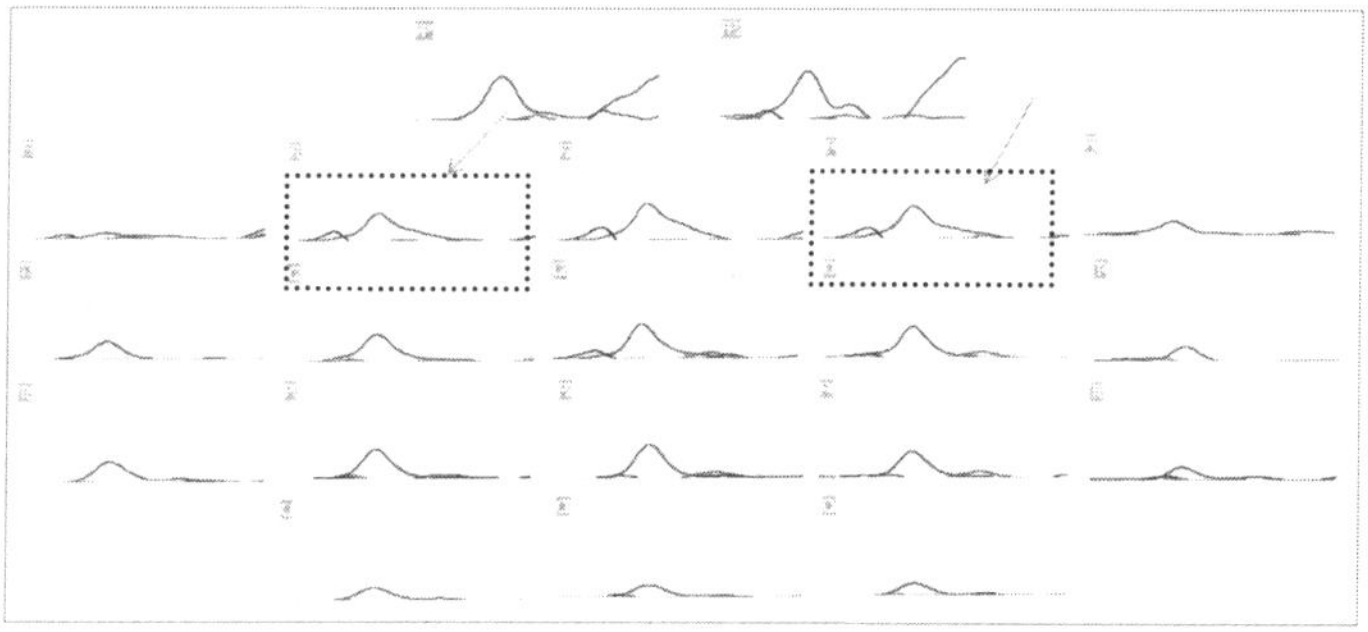

前頭部拡大

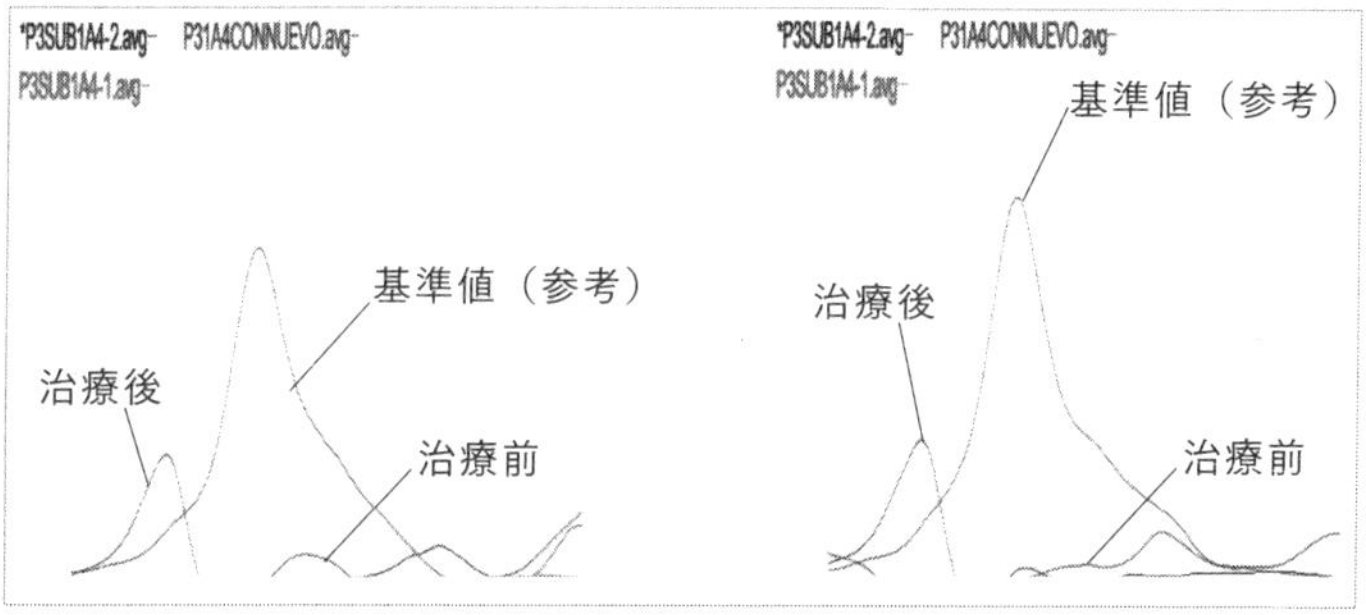

治療により、治療前に比べると治療後の脳波が基準値（正常）に近づいてきた。

ダメージに伴う認知障害」と診断していました。

全頭の脳波を見ると、左右差がかなりあって、これだけことごとく左右差がある場合はアルツハイマー病とは言えないと診断します。

したがってＡｐｏＥ４型を持っているのですが、主訴である記憶障害は、おそらく血管障害によるものだろうと考えられるのです。

患者さんの症状やＭＲＩ画像といった情報からだけでは、この診断はできませんから、「アルツハイマー病」という診断名になってしまうのです。

Ｐ３００脳波を取ってみて初めて、病変が左右非対称になっていることがわかるので、脳血管障害があると判断できるのです。

この脳波を見た瞬間に「アルツハイマー病ではないな」ということを、アギラー先生も考えています。

処方されたサイトカインによって、発作波が消失し、異常が見られた部位の脳波も正常に近くなってきました。

これは、記憶障害が回復した痕跡を示すもので、ドーパミン作動性ニューロンの再生も確認されたので、異常脳波が減少したと考えられます。

Eさんの場合、グルテンにもアレルギー反応があるので、サイトカインだけではなく、食事の改善にも力を入れて治療してきました。

その結果、MMSEがかなり回復しました。30満点で、まさしく卒業と言うことですね。

治療に関しては、情報収集に努められたご家族の力も大きかったと思いますが、まずご本人の意思、決断も早かった。

これからの人生を考えた時、何も治療しないままで介護にかかる費用や生活の質低下と、治療が成功して職場復帰して給料を稼ぐ側になるということを比較した時、治療に対して「投資」という考え方をされていました。

「早期」ということに関しては、どこをもって早期と言うかは置いておいて、どんなポイントからでも治療はスタートできるとはいえ、症状が軽いうちから始めたほうが治療効果のレスポンスはいいと思います。

06

アルツハイマー病の診断を受けて来院した70代女性

70代女性・Fさんのカルテ

①主訴：記憶障害・認知機能低下

②初診前診断名：アルツハイマー型認知症

③初診時検査値：ApoEタイプ：4/3

MMSE：20（治療前）

コグニトラックス：79

有害金属値：水銀 10.17／アルミニウム 11.60

ビタミン値：ビタミンD 19.0 → 79.2

骨密度（対YAM値）64.2

フードアレルギー検査：サケ1+／マグロ1+／ココア1+／ビール酵母1+／筍1+／ニンニク1+／キノコ1+／アーモンド1+／ゴマ1+／クルミ1+／ショウガ1+／バニラ1+／マスクメロン1+／そば1+／ライ麦1+

④ P300脳波による診断名：脳血管性認知症

前頭葉から側頭葉、頭頂葉、後頭葉におよぶ神経回路ダメージを認める。前頭葉極の興奮性反応脳波は血管障害によるGABA作動性ニューロンのダメージが原因。→ GABA作動性ニューロンの再生と興奮性の過剰反応性脳波の消失を確認

⑤解毒・神経再生治療記録：

解毒・栄養補充治療：プリモジアン・デポー筋注

神経再生治療：サイトカインによるGABAニューロンの再生

Fさん（家族）の話

家内が患者です。私は80歳まで保険関係の会社に勤めていました。家内は毎週電車で英会話の勉強に行ったり、毎月、書道の先生方の集まりに自動車を運転して出席していたので健全だと思っていたんです。

ところが、80歳で完全に年金生活に入った時、家内が買い物に行くと、同じものをたくさん買ってくる、同じことを言う、というようなことに気がつき、「おかしいな」と思いました。

それまでにも、スポーツジムに行くと、タオルをなくしたり、入場の身分証明書をなくしたり、靴をなくしたりとか、いろいろありましたが、そんなに気にしていませんでした。

でも、車でいつも行っていたお習字の会に出席した時、道によく迷いだしたので、「おかしいな」と思って、行きつけの内科の先生から脳神経外科を紹介してもらい、診察を受けたら、「物忘れだからしかたがない。サプリメントを飲んでみますか」と言われて「銀杏葉エキス」を飲んでいました。

不安になったので、大学病院の「物忘れ相談室」で診察を受けたところ「認知症の初期症状」と診断されて、進行を遅らせる薬を処方されました。認知症と診断された時は、やはりすごくショックでした。

今でも半年に1回、大学病院の脳神経内科へ通っていて、高次脳機能検査や年に1回、MRI検査で進行の状態を診察してもらっています。

2年前に家内は腰が悪くなって整体治療を受け始めました。私も治療のため一緒に通院していたのですが、治療院がビルの2階にあって、家内がトイレへ行ってから、なぜか帰ってこなくなったことがありました。

どうやら1階に下りてしまって、そこで迷ったらしく、たまたま巡回中のおまわりさんに見つけてもらって保護され、整体師が探してくれて事なきを得ましたが「このままじゃダメだ」と思い、インターネットで情報を探して、白澤先生が監修している『アルツハイマー病 真実と終焉』という本を買って読み、予約の電話をして受診しました。それが去年の6月頃で、今が8か月ぐらいになります。

「家内の病気を治したい」と思ったのは、2人で生活する間は私が面倒を見られるのですが、家内が1人になった時、ヘルパーさんを雇っても、独立した生活ができるほうがいいだろう。「やっぱり、健康であることが一番だ」と思ったからです。

認知症の老人ホームに入るのも一つの手立てだとは思います。ただ、そういう介護ホームに入っている方の話を聞いたら、すごく可哀想な感じがします。

身体が動けなくなったらやむを得ないけれども、健康である限りは自分の判断で生活するほうが本人の幸せだろう。そのためには、物忘れを治しておかなきゃいけない。施設に入ると、まず自由がない。それに緊急時の対策も十分なところと、そうではないところがあると言われています。

そういうことを考えたら、自活しているのが一番いい。老人ホームも頭金、治療費、入居したら電気代や別個に費用がかかるようですから。

本当に自立した生活のために検査を受けて、治療に進もうということについては、ここに来た段階で「先生を信頼してお任せする」という決心で来ていますから迷いませんでしたが、もし「進行を止めるだけで治らなかったらどうしようか」という不安はありました。

治療前の期待に対して、個人的には、具体的に何がよくなったかはわからないのですが、脳波の状態から見ると、とてもよくなっているようです。

「脳波と自覚症状が出るのにタイムラグがあるから、あと3か月したら、この脳波だったら必ずよくなります」と言われました。

まだ記憶力が戻ったとは思いませんが、「行動が少し柔らかくなったかな」という感じがします。

家内の場合、その時、その時の判断力はあります。ただ、系列的な事柄の判断ができなくなったという状態です。

「これが黒い」「これは白い」「こうしなきゃいけない」という判断はできます。例えば、冷蔵庫に入っている品物でも、「日にちの古い順番に食べないといけない」という判断はできる。解凍する順番も決められる。

だから「野菜の何がない。何を買わないといけない」ということはわかるので、それを自分でメモに書いて買い物にも行っています。ただ、買う途中で籠に入れたかどうかは忘れます。でも「何かがない」ということは気がつくようです。

最近は夕食の準備にしても、自分で何か食材を探して準備します。私が2階で一生懸命パソコンしていて「あぁ遅くなった」と思って下に降りていくと、ちゃんと食材を全部並べて料理をしようしています。料理ができるほどには回復していないのですが、自発的に動き出したように思います。

今、1日3回サイトカインを服用しています。朝10時、午後3時、夕方ということにしていますが、「3分間飲まずに口に含んでおいて」と言わないと、うっかり飲み込んでしまう。

「なぜそれをしているか」ということは理解できていないけれども、「これをしたらよくなる」ということは理解しているようです。だから素直に、「これからサイトカインの時間です」と言ったら、ちゃんとスタンバイはします。

しかしながら、液を混ぜたりするのは、私が全部しなければならないし、医療用サプリメントについても朝食や夕食の時に全部出して、「はい、じゃあ、これを飲みなさい」と言わないといけません。私が出かけて行った日にはメモにしていても忘れています。

自分の身の回りのことは、ほぼすべて自分でできる。食べる、お風呂、着替えなんかも、普通の健康な人と同じです。ただ、物忘れがある。記憶力がなくなっているということです。1分前のことや3分前のことを忘れる。それ以外を除いたら、今はもう正常に近いと思います。

一つ気になるのは、昔はお洒落だったのですが、服やアクセサリーなどに対する物欲が、どんどんなくなっているのではないかということです。

でも、「治らない」とされている認知症に、改善の兆候が出ることは本当に嬉しいです。家の中の雰囲気も明るくなったし、白澤先生からも「笑顔はいいね」と言われました。

特に脳波がすごくよくなっているようです。一番最初に測った時の脳波は、かなり乱れがあったのですが、前回の時は綺麗になっていました。「正常な脳波が持ち上がってくると記憶力は正常に戻ります」と白澤先生は仰っています。それをものすごく期待しています。

同じような症状になった人が、この治療法を受けたいと思った時、私はお金より家内の記憶力が大事だと思って通っているのですが、そういうお考えがあるかどうかを判断しないと、負担になる可能性があると思います。治療費がかかって失望したという人には迷惑になりますから。

私は納得しているのですが、人に薦めるとなったら、その人が納得してもらえるかどうかということが一番キーポイントだと思っています。

治療を受け始めた最初の頃と比べると、最近では例えば、「6か月後、8か月後、10か月後はこういう計画で、こういうプランでやります」という説明を受けられるようになったので、「次回はいくらかかるか、何があるか」ということがわかるようになりました。「あと何か月で卒業ですね」と言ってくれるのが、ものすごくありがたいです。そういう見込みを立てていただけることに安心感を持ちます。

私が人生で失敗したと思うことは、家内の物忘れに気づくのが遅かったということです。

私は、80歳まで仕事をしていたのですが、もし75歳で辞めていたら、病状が進む前の状態で家内の物事れを治療できていたのではないか。どんなに自分が忙しかろうと家族の健康に気をつけることが大事だと思いました。

昔から「仕事バカ」と言われていましたが、家庭のことも全部家内に任して、仕事だけをしていたということが、私の最大の失敗かもしれません。

ですから、認知症の可能性がある人や心配のある人には、早く気遣いをしてあげることが病気を早く治す一つの方法だろうと思います。

息子にもＡｐｏＥ遺伝子を調べさせました。そういうことを人にアドバイスしてあげるのが大事なことだと思います。

ドクター白澤の診察メモ

　Fさんは「アルツハイマー病」という診断を受けて、大学病院からの紹介で来られました。ＡｐｏＥ遺伝子のタイプは４／３だったのですが、アギラー先生は「脳血管性認知症」と診断をしています。理由としてはＰ３００の脳波を見ると、左右非対称だったということを挙げています。

　初診時の脳波を見ると、前頭葉から側頭葉の脳波パターンが左右で全く違うことがわかります。これはアルツハイマー病ではあり得ない。

　側頭葉についても脳波パターンが違う。左右差ではなく、特定の部位に関連して異常な脳波が見られる、これが脳血管性認知障害の特徴です。

　これに対して、アルツハイマー病の場合は、必ず同じパターンで左右対称に異常が出てきます。ところがFさんの場合は、全部左右非対称なので、アルツハイマー病の要素は取りません。例えば「20%アルツハイマー病の要素がある」というような場合は、「ＶＡＤ(Vascular Alzheimer Dementia)」となるのです。

ApoE遺伝子のタイプは4／3でしたが、はっきりと「脳血管性認知症」という診断になります。

Fさんの治療方針としては、脳波による診断から脳血管性認知症ということが特定できたので、まず、原因を探ることから始めます。

ApoE4型を持っているので、アミロイドアンギオパチーが前面に出てきたために、脳血管炎に見えているということも否定していません。

検査の結果を見ると、ビタミンDの血中濃度が低い、ホモシステインが高い、女性ホルモン値が低い、水銀やアルミが高いといったいくつかの原因がある。これを改善していくところから始めました。

治療を開始してみると、脳波がよくなってきました。興奮性のものが消えてきて、同時に、左右の脳機能の結合性が元に戻ってきています。

これは、脳血管の原因によって、GABA作動性ニューロンにダメージを受けていたものが、サイトカインによって再生されたため、異常な脳波が消えたという解釈になります。

この段階では、まだ記憶機能の改善には至っていませんが、興奮性の情動が落ち着いてくるという症状につながると思います。旦那さんは「あまり変わったようには感じられな

■ P300 機能性脳波

前頭部から正中中心部の神経ネットワークの相互作用
治療前（左）・治療中（右）の比較

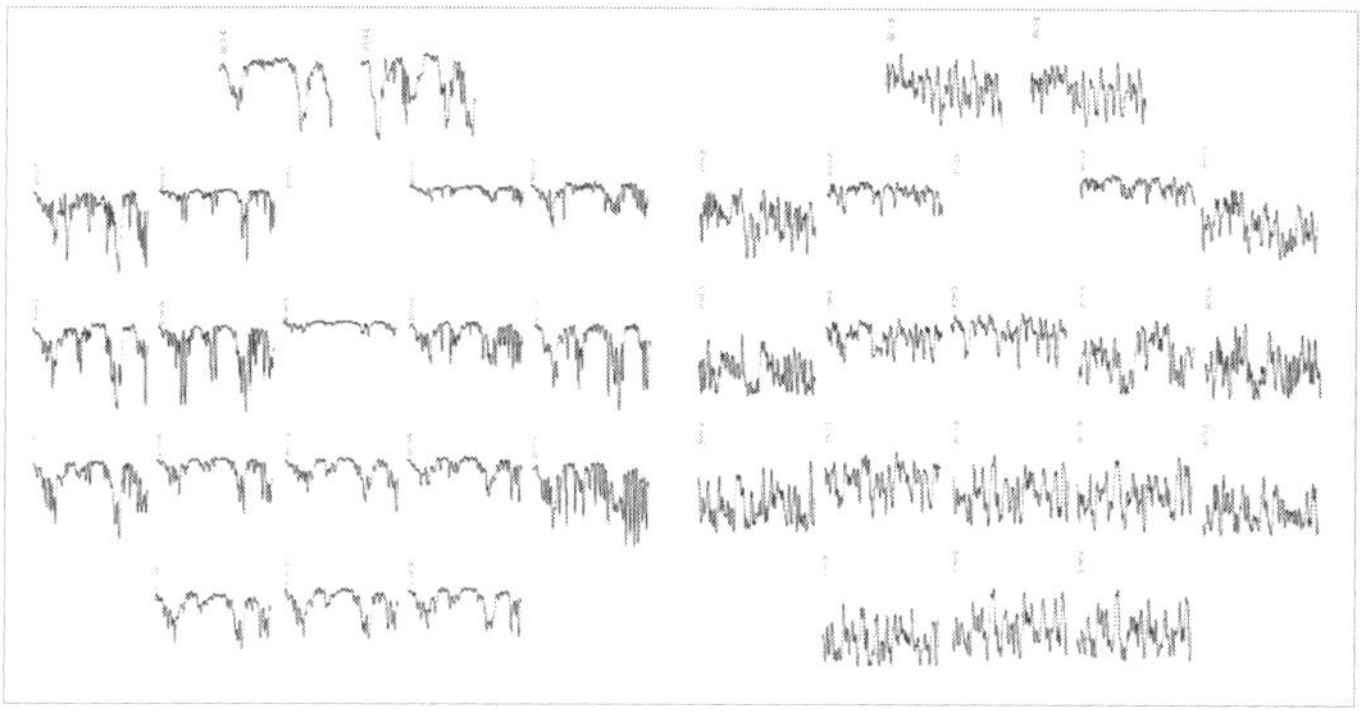

正中中心部から後頭部の神経ネットワークの相互作用
治療前（左）・治療中（右）の比較

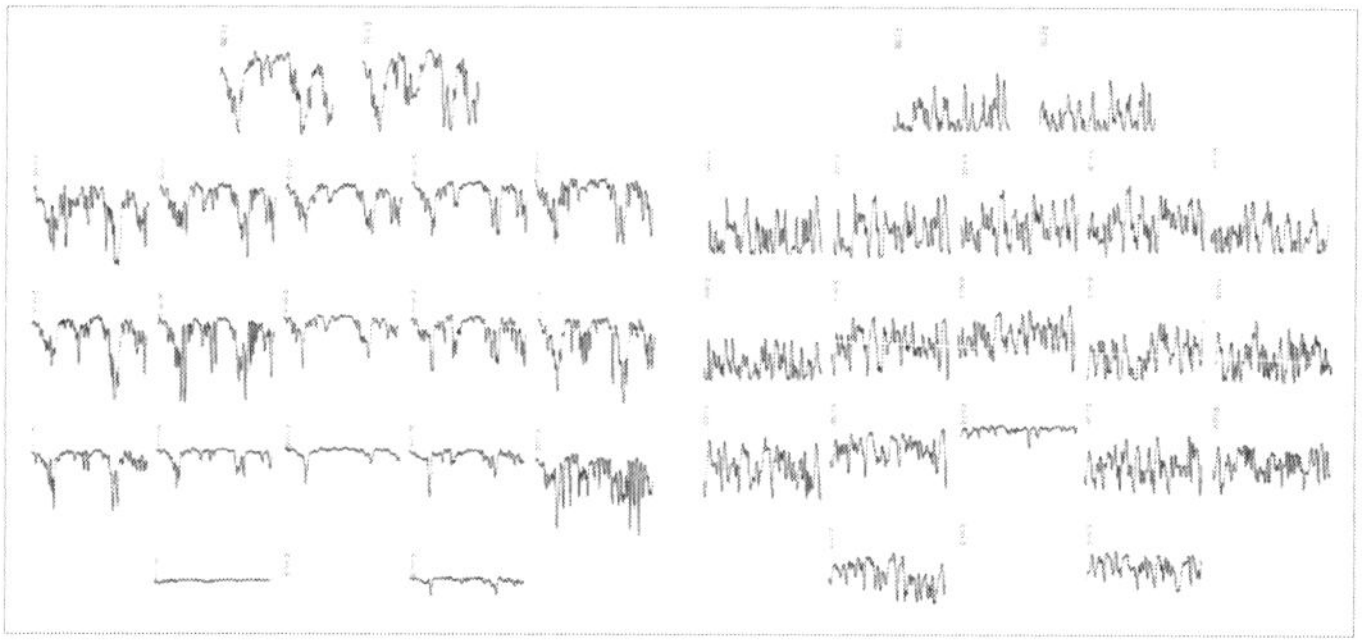

全体的に、治療前（左）・治療中（右）を比較すると、脳波の振幅がはっきりと出るようになってきたことがわかる。

いが、怒りっぽいのがそうでもなくなったね」と仰っています。

MMSEが20で動いていないため、かえって進んだように見えているかも知れませんが、本人には笑顔が戻っていますので、回復に向かっていると思います。認知機能が戻ってくるのは、もう少し時間がかかるでしょう。

認知機能に影響する短期記憶が元に戻るためには、P300機能性脳波で、もう少し、300ミリセカンドの山が返ってくる必要があるのですが、今のところ、ほとんどまだフラットです。ただし「脳波は改善してるので、絶対に症状もついてきますよ」とお話しています。

アルツハイマー型認知症、脳血管性認知症のいずれの場合も、脳神経再生のスピードはだいたい同じぐらいです。

神経再生治療については、2018年の5月から少しずつ導入してきて、症例も蓄積してきたので、クリニカルパスも立てられるようになってきました。

最初の4か月で再生が起きていることの確認。次の6か月で十分な再生ができていればそこでサイトカインによる神経再生については一応卒業ということになります。その後は、解毒治療で、自分の身体で再生、回復できるようにしていきます。

解毒治療を卒業するためには、水銀、カドミウム、アルミニウムといった有害重金属の数値が全部が10パーセンタイル以下になるという基準を設けています。そのうえで、ミネラル成分やホルモン値もよくなる段階になれば、解毒終了になります。

解毒には時間がかかり、3年程度の時間がかかると見ています。半年ほど解毒治療を続けると徐々に下がってきます。

これまでの人生で何十年という時間をかけて環境や食べ物で汚れてしまった身体を、ほんの数か月間で無理矢理、強力な解毒をすると、高齢者の場合、具合が悪くなってしまうのでそういうことはやりません。

ある意味で、日本は汚れていると言えます。政府の環境基準が甘いのです。土壌の環境基準が甘いので作物も汚れている。それを食べる人間も汚れている。当たり前の話です。だから賢くなる必要がある。食べ物と環境については、予防しなければならないということですね。

07

アルツハイマー病の診断を受けて来院した70代男性

70代男性・Gさんのカルテ

①主訴：記憶障害・認知機能低下

②初診前診断名：アルツハイマー型認知症

③初診時検査値：ApoEタイプ：3/3

MMSE：12（治療前）

コグニトラックス：52.8

有害金属値：水銀15.08／アルミニウム12.66

ビタミン値：ビタミンD 21.2→99.1

テストステロン値：8.9

フードアレルギー検査：鶏肉1+／ロブスター1+／エビ1+／マグロ1+／卵白1+／卵黄1+／蜂蜜1+／ナス1+／ニンニク1+／昆布1+／キノコ2+ジャガイモ1+／アズキ1+／グリンピース1+／インゲン豆1+／アーモンド1+／カシューナッツ1+／ゴマ1+／黒こしょう1+／コリアンダー1+バナナ1+／ココナッツ1+／グアバ1+／キウイ1+／パイナップル2+／そば1+

④P300脳波による診断名：てんかん＋脳血管性認知症

前頭葉から側頭葉、頭頂葉におよぶ、広汎な神経回路ダメージを認める。ダメージが非対称性の分派を示すことから、脳血管性神経回路のダメージと考える。

⑤解毒・神経再生治療記録：

解毒・栄養補充治療：エナルモン・デポー筋注

神経再生治療：サイトカインによるGABAニューロンの再生

Gさん（家族・妻）の話

夫が患者です。3年ぐらい前、お酒を飲んだ後、意識がなくなって倒れてしまうということが起きてから、意識が戻ると物忘れがより多くなることが、3回ぐらい続きました。

それまでは、大勢の前でも1人でスピーチしていましたが、言葉がなかなか出てこなくなってしまって、周りから見て、「様子がおかしいんじゃない？」と言ってくださる方もいました。

夫は親の援助もなく起業して、頑張って、みなさんにもお手伝いしていただきながら、従業員が1500人ほどの会社の社長を務めていました。

仕事に生きて、仕事が趣味の人で、今は息子が社長をやってくれていますが、本人は今でも「会社には毎日行きたい」ということで、できるだけ顔を出すようにしています。

これまで仕事の関係で、家ではほとんど食べないというぐらい、お酒の機会もすごく多かったのです。

具合が悪くなってからは、地元にあるさまざまな病院に行きました。専門病院から大学病院までいろいろ行きましたが、最終的に「アルツハイマー病」だと診断されました。

こちらの病院を受診しようと思ったきっかけは、娘が東京にいて、インターネットで探してくれまして「東京にすごくいい先生がいるから来たらどう？」と勧めてくれたからです。

そんなにいい先生がいるんだったら、どれだけかかってもいい、今まですごく苦労して、苦労して、寝る間も惜しんで、それで会社を立ち上げてきた人ですから、治るものなら治してあげたい。

どこまで治るかはもちろんわかりませんでしたけど、やれることはなんでもしてあげたい、治るものならいくらかかってもいい、お金なんか残しておかなくてもいいからという気持ちでです。白澤先生の情報を知った時から全然迷いはなかったです。

以前はあまりにもすごくしっかりしてやってきた人ですので、私や子供たちとだけでも、コミュニケーションが取れるようになればいいなと思っています。

治療を始めてから具体的に改善が見られるところは、前は「ウワーッ」と、すごく大きな声を夜中に出していたりしたのですが、それは全くなくなって、すごく穏やかになりました。

私がたまに怒ったりすると「何かやった？ ごめんね」ってすごく心配します。「あぁ悪かったな」と思って、私も反省します。

生活の中で感じられる変化で言えば、私に対して「迷惑をかけている」と思っているみたいで、茶碗を洗ってくれたり、洗濯物を干してくれたり、畳んでくれたり。以前には見られなかったことです。

私がたまにそういうことをしていると、「ごめんね、迷惑かけて」と言いますね。

Gさん（家族・娘）の話

地元で診察を受けて、「アルツハイマー病」だと聞いていて、その治療をしている段階でしたが、ある病院で言われたことがひどかったのです。

「認知症だから、あと2、3年頑張ればいいよね」というような言われ方をして、母が相当ショックを受けてしまいました。

それで「そんな先生のところになんか行かなくていい」と家族みんなで話して、地元でも別の病院に変えたりしていたのですが、父や母のために、少しでも何かできることがあれば、と思っていろいろ調べました。

こちらに来て、白澤先生に「今、コミュニケーションができないんですが、どうですか？」と尋ねたら、「大丈夫、できるようになる」と言われて、その言葉で救われました。母を見ていても、本当に希望は大事だと思います。

検査を受けてから、白澤先生とアギラー先生の診察で、まず「アルツハイマー病ではなく、脳血管障害による認知症」という診断で、「そもそもの診断名が違う」という話になり、「こちらでお願いしましょう」ということになりました。

治療を始めてから4か月が終わって、5か月目に入ったところです。

治療する前で言えば、私には「そもそも認知症という診断を受けた段階で、治るものではない」という認識がありました。

だから、「よくなる」というよりは、「今の状態をどうにか維持してもらいたい」というところが子供たちの中では総意で、「よくなることなんて夢のまた夢」という気持ちでした。

でも、こちらに伺って「よくなりますよ」という先生の心強いお言葉を何度かいただいて、「本当にそうなるのかな」という気持ちを家族みんなで持っているところです。

父の様子で言えば、前は、なんだかボーッとして、むやみに歩いているような感じだったのですが、今は、「意識がある程度出てきているのかな」という感じがします。父は今でも毎日のように会社に歩いて行くのですが、何気なく歩くのではなく、きちんと会社を目指して行って、帰ってくる時も、家を目指して帰ってくるという感じになったと思います。

会社には何十年も通っていたのですが、世代交代があって、私の弟が本社社屋の場所を変えました。父が認知症になってから場所を変えたものですから、1人で行けるかどうかが不安だったので、しばらく母が送り迎えをしていたのです。

ある日、母の体調が悪くなって、父に「今日は会社に送って行けないからね」と言ったのですが、本人は会社に行きたくて、出て行ってしまったことがありました。

それに気づいた私たちはみな、ハラハラして「え、行っちゃったって？　そんな！

どこへ行っちゃったの?」と言って心配していたら、ちゃんと1人で新社屋に行っていたのです。

その時、「白澤先生の治療のお陰でそうなっているのかな」という話をしました。会社の位置が変わるというのは父にとって新しいことなのですが、「覚えていたんだな」と安心しました。出て行ってしまったのには驚いたのですが、ちゃんと行けたことは「すごいな」と家族で話していました。

正直、「これからどこまでよくなってくれるのか。よくなるはずはないんじゃないかな」と思いつつ、でもやっぱり、「これだけやっている以上、少しはよくなってもらいたい」というジレンマがあります。「よくなるんだったら、どれぐらいよくなれるのかな」と思ったりすることもあります。

今、母が全部引き受けている状態で、「いつか倒れてしまうのではないか」と思っていて、それだけは本当に心配しています。

私は東京に住んでいるのですが、兄弟が2人、それぞれ地元にいて、弟が軸になってよく助けてくれています。

でも、家にいるのは父と母の2人きりなので、家の中のことは、母1人に負担がかかっている状態です。

母が今、倒れてしまったら本当に大変だという心配があるので、なるべく休みながら、介護認定も受けて、デイサービスなどにも父が行けるものなら行ってもらって、少しでもラクに介護ができるようにしてあげたいと思います。

本当に四六時中、24時間ずっと一緒にいると、母の息が詰まってしまいますし、日常の買い物も全部一緒に連れて行くような形でいますから、もう少し、母の時間があるといいなと思います。

美容院に行くでも、何をやるでもなんでもいいので、母が1人でほっとできる時間を作ってあげたいと思っています。

ドクター白澤の診察メモ

Gさんは MMSEが12点という段階で来られました。かなり認知機能の低下が進んだ状態でしたが、右側頭葉と右頭頂葉に「てんかん発作波」が出ていました。そのため、てんかん発作を抑えないと危ないので、すぐに治療を始め、最初の治療目標は、まずてんかん発作波をなくすことに置きました。てんかん発作波は、サイトカインによる神経再生治療が有効で、治りも早いと思います。これはGABA作動性ニューロンが足りないために出ているので、発作波が消失すれば抗てんかん薬からも離脱できます。

昨年の8月から治療を開始して、今年の1月までの6か月間が経過した時点で、てんかん発作波の消失を確認しました。脳波検査でてんかん発作波が出ている時には、アギラー先生もまずその治療から始め、治してから再生治療に入ります。

Gさんの症状について「アルツハイマー病ではない」という診断は、前頭葉、前頭葉側頭部、頭頂葉、後頭葉のP300脳波所見から左右の非対称性が見られたことによります。

Gさんの場合、重金属や食事に関して見ると、重金属は結構高かった。水銀も15パーセンタイルでまだ高く、歯の治療（アマルガム除去）も並行して実施しています。

社長をされていたのでお酒を飲む機会も非常に多かったらしいのですが、脳波からは、アルコールの影響は出ませんでした。ただし、頭頂葉の萎縮は進んでいます。

脳波所見から、アギラー先生は「脳血管性認知症」と解釈しています。Gさんの場合、小さい血管障害だけではなく、ラクナ（15㎜未満）的なサイズの小さな脳梗塞（ストローク）もあると思います。アギラー先生もそう考えています。

アギラー先生が「バスキュラー・ディメンチア」（脳血管障害）と言う時は、血管障害といっても、本当に小さな血管障害で、「ストローク」と言う時は、小さな、ラクナ小梗塞病変がある場合を言います。そのラクナ的な病変を起こす脳血管障害に関しては、P300機能性脳波検査項目の「閃光視覚誘発電位検査」で所見を取っていきます。

この検査では各電極部位での反応が、基準値に対して開きが出ているところに小さな梗塞病変があると考えられます。その部位と脳波波形の異常が一致した部分については、小さな梗塞層などができることによって、GABA作動性ニューロンが優位的に障害されたため、機能低下が生じているという解釈になります。

つまり、脳血管性認知症の場合は、脳血管の病変が何らかの脳卒中（出血や梗塞）病変を引

■ P300 機能性脳波

全体像

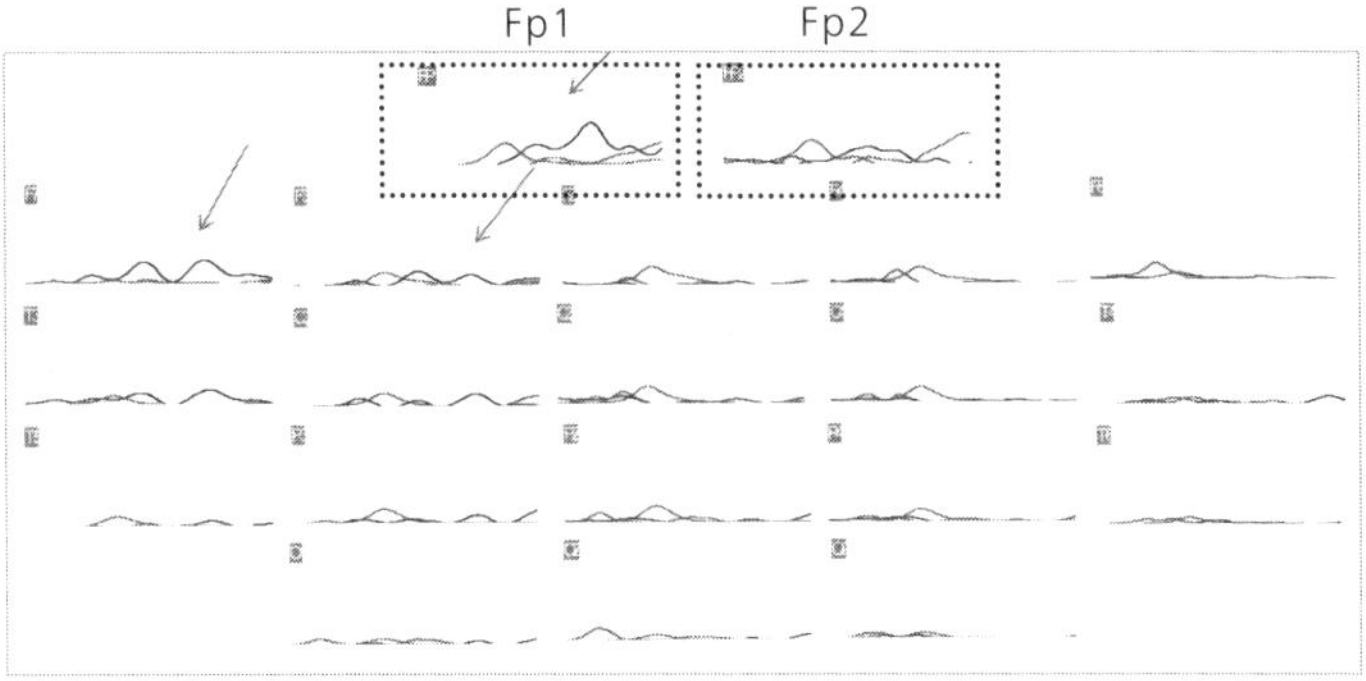

前頭葉極左右の比較。治療前（左）と治療中（右）では、左右（Fp1とFp2）の機能差が小さくなっている。

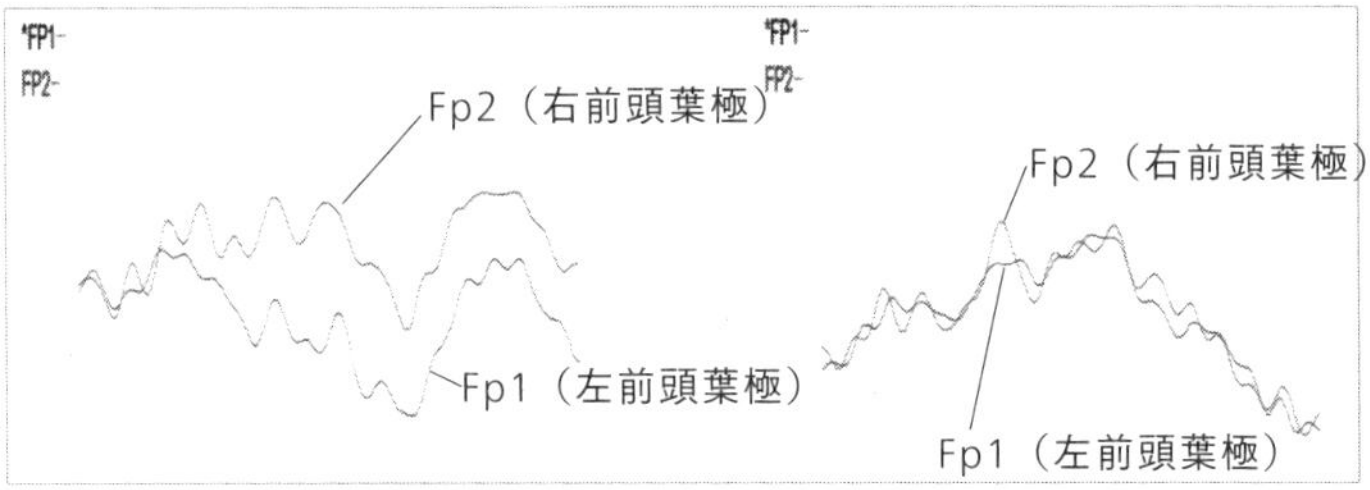

き起こし、それによって脳神経が障害され、記憶障害という症状に現れるという診断です。

アルツハイマー病ではなく脳血管障害の場合は、神経を冒していくような病変が収まってきたら、脳機能の改善にもつながる。したがって治りもいいと考えられるのです。

Gさんの場合、こちらが言っていることに対して「うなずく」という反応はされていたので、コミュニケーションがゼロということはないのですが、言葉によるコミュニケーションが回復するためには、左側の前頭葉の神経回路が回復する必要があるとアギラー先生は言っています。

初診の時の検査結果を見ると、前頭から側頭、頭頂の広範な部分に神経回路のダメージが見られ、神経回路の結合が落ちています。左前頭葉が回復してくるのは最後に近いので、言語の回復までにはもう少し時間がかかります。

他の患者さんの例でも再生をかけた時、回復していく順番がありますが、言語やスピーチという機能の回復は最後のほうです。ただ、Gさんの場合、脳波を見ると最初は基準値から大きく開きがあったのが、神経回路のコネクションがかなりよくなっていますから期待できます。それで「大丈夫ですよ、元に戻りますよ」という診断になりました。

08

うつ病の診断を受けて来院した70代女性

70代女性・Hさんのカルテ

①主訴：記憶障害・認知機能低下

②初診前診断名：うつ病

③初診時検査値：ApoE タイプ：3/3

MMSE：22（治療前）→ 28（治療後）

コグニトラックス：76.7 → 82

有害金属値：水銀 11.08 ／アルミニウム 14.38

ビタミン値：ビタミン D 24.1 → 48.9

ホモシステイン値：11.2 → 8.9

フードアレルギー検査：鶏肉 1+ ／ロブスター 1+ ／ホタテ 1+ ／蜂蜜 1+ ／パン酵母 1+ ／ニンジン 1+ キノコ 1+ ／アズキ 1+ ／黒豆 1+ ／グリンピース 1+ ／インゲン豆 1+ ／カシューナッツ 1+ ／クルミ 1+ ／シナモン 1+ ／七味唐辛子 1+ ／グァバ 1+ ／パイナップル 1+ ／そば 1+ ／とうもろこし 1+

④ P300 脳波による診断名：脳血管性認知症

前頭葉から側頭葉におよぶ神経回路ダメージと診断される。病変の非対称性から脳血管性、または外傷性の認知障害。前頭葉の神経回路ダメージがうつ状態、感情制御障害の原因。

⑤解毒・神経再生治療記録：

解毒・栄養補充治療：プリモジアン・デポー／グルタチオン注射

神経再生治療：サイトカインによる GABA ニューロン、グルタミン酸ニューロンの再生

Hさん（本人）の話

私は「ちょっと頭が痛いな」ということで国立病院に行ってから、別の精神科病院に3か月ほど入院しました。

3か月経って退院して、デイサービスに通っているうちに、すごくよくなったんです。今でもデイサービスには通っているんですけど、病院も楽しかった。みんなお友達になっちゃって。だから「私、病院から帰りたくないわ」って言ったんです。

今の病院で治療を始めて、薬を飲み始めてから、「だんだん頭が鮮明になってきた」と自分で思うわね。「鮮明になったな」っていうのはわかる。

最初は「なんでこんな治療しなきゃいけないの」って、自分ではなんとなく、まともだと思ってたから。でも、やっぱりここで治療を受けてからのほうが、もっとはっきりまともになった感じだね。

デイに行っても、人のやっていることが、はっきりわかるようになったかな。おりがみとか袋を折るとか、タオルを畳むとか、みんなはモタモタしているけど、「私は最近早くなったな」って自分で思う。

おりがみはよくやるね、今はみんなに教えている。私も最初は教わったんだけど。でも、教わってもスッと覚えちゃう。まあ、昔は覚えなかったんだろうね。今はスッと覚えちゃう。

笑いながら「教えてあげた分、今日はいっぱい奢ってもらわなくちゃ間に合わないわ」とか冗談を言うの。冗談はよく言うようになったね。

今は「遊ぼう」ということだけだよね。

だいたいデイへ行ったって遊んでいるんだから。終わりの人生、遊ばせてもらっている。本当にありがたい。

だから毎日、デイに行くと、「嬉しいわ、私、ありがたいわ」って言うの。デイの車乗った途端にね、「今日もよかった、行けるのね」って言うの。

そしたら職員の方は、「あんただけだよ喜ぶの。みんな『デイ行きたくない』って泣くんだよ。逃げる人もいる」って言ったもんね。行きたくない人もいるみたい。

デイへ行っても、話すのが嫌で、何もしない人もいるみたい。「だからもう、その人を連れてくるのは大変よ。何回もお迎えに行くのよ」なんて言ってた。

よくなったって実感というか、「クリアになってきた」っていう実感はすごくある。それは日々の行動で感じる。「昔の私とは違うな」って思うところがある。

ぼんやりした時というのは、「何のために生きてるのかわかんない」って感じ。時々ね、死んじゃったほうがいいと思ったりしたこともあった。

でも今は、元の自分に戻ったっていうより、元の自分よりいいんじゃないかな？元の自分はもっと陰気くさかったと思う。

私、今は、妬み根性なんて全然ない。何も困らないから。お金もそんなに使わないし、多少の小遣いがあれば間に合うし、なんも心配ない。むしろ、今、幸せだね。気持ちが幸せだから、ものごとがいいように見えるのかしら。

時々、みんなが何か愚痴を言ったら、「私、全然幸せだから、愚痴がないんだよね」ってデイで言うことあるの。

「愚痴を言うためにデイに来てるんじゃないんだから、遊ぶために来てるんだからさ愚痴しないで遊ぼう」ってみんなに言うの。

私が愚痴を言わなくなったのも、体がよくなったからかなと思うね。

Hさん（家族）の話

母が入院したのは、軽いうつだったんです。当時、父の認知症が始まっていまして、その介護が大変だったということもあったと思います。

ただ家にいて治るものでもないので病院に入院しました。介護の負担もなくなったので、入院してからはすぐよくなりました。逆に「病院が楽しくてしょうがない」と言うぐらい、いい人間関係ができて、どんどんよくなっていきました。

ただ、その時、少し物忘れが出始めて、私としてみれば、そういうことは過去になかったので、ちょっとびっくりしたんです。それでこちらにお世話になったのです。

今はこちらの病院で再生治療を受けて回復したのですが、去年の夏は、会話をしていても「あれ、さっき言ったばかりなのに、もう忘れちゃったんだ」ということがありました。

例えば、電話番号の話をしていたのに「郵便番号は何番だよね」という話になってしまったりということです。

「ああ、話していることを忘れちゃうんだな」という感じですが、今はそういう違和感を覚えるようなことは全くなくなりました。

こちらの病院を知ったきっかけは、本屋さんに行って、いろいろな本を買ってきたんですが、その時に白澤先生の『アルツハイマー病 真実と終焉』を読んで、「ああ、治す方法があるんだ」と思いまして、ネットでこちらの病院のホームページを調べて、電話をしたんです。

実は、最初に電話をした時点では、父を見てもらおうと思っていたんです。でも、母がそういう状況になったので、「これはまず母のほうを治そう」と思いました。

それで急遽、母の治療に切り替えたのです。確か7月だったと思います。

検査の結果を受けて、「とにかく治そう」と思いました。本を読んで、書いてあることが結構信頼できる内容だったので。治療に対する不安というのはなかったです。治療費に関しては、貯金がありましたので、「とにかく治すためならなんでもやろう」という気持ちでした。

治療を始める前と今の状態は、全然違います。驚きました。家族としては「治るんだな」という実感を持てたことは本当にありがたいです。

実は、今、勤めている職場にも、この前の3月31日で一旦、休職した人がいるのです。もう10年も一緒に仕事をしている同僚ですが、親がアルツハイマー病になって介護するための休職です。

立ち上げの時からものすごく情熱を持ってやっていた方で、私も一番仲がいいぐらいの人ですが、その人にこの治療のことを話したのです。

とにかく具体的な事実を全部伝えようと思い、本の名前と白澤先生の名前と、クリニックのホームページを見れば、治療費がこれぐらいかかるというのも出ているので、それを見てもらいました。

実際に治療を受けてみて、うちに関しては「だいぶよくなったよ」という話もしました。

そういう客観的な事実を並べて、あとは本人の判断に委ねます。「それだけお金かかるんだったらやめたいな」という人もいるかもしれないし。

その方は実家が地方にあるので、通院にも飛行機代がかかる。しかも認知症のお母さん1人で来るわけにいかないから、2人分の往復飛行機代も入ってくるので、私とは違う考え方をすると思うんです。

なので、とにかく事実を全部言って、無理に押しつけることも全くしないで、判断は本人に任せるという方法で伝えました。

ドクター白澤の診察メモ

Hさんの場合、介護の負荷が重くのしかかっていたのでしょう。介護疲れによるストレスから「うつ」という形になって症状が出たようです。そのため「物忘れ」という認知症の症状が出ていたと考えています。

Hさんのご主人が認知症だということですが、通常ならご主人のほうから治療を始めるところ、息子さんが仰っていたとおり、まずはHさんの介護ストレスを回避することから始めるという戦略が正しかったということですね。

Hさんのご主人も息子さんがここへ連れてきて、サイトカイン治療を始めています。ご主人のほうはApoE遺伝子タイプが3／4で、Hさんは3／3なのですが、認知症の治療ミッションの一つに、「家族の介護負担を減らす」ということがあります。

介護ストレスでMMSEが22まで落ちてしまっていたHさんを、入院によってストレスから離れることで回復させた。さらにサイトカインで治療したら、落ちていた認知機能も元に戻って、脳波も整ってきたという流れですね。息子さんが偉かったと思います。

■ P300 機能性脳波

全体像

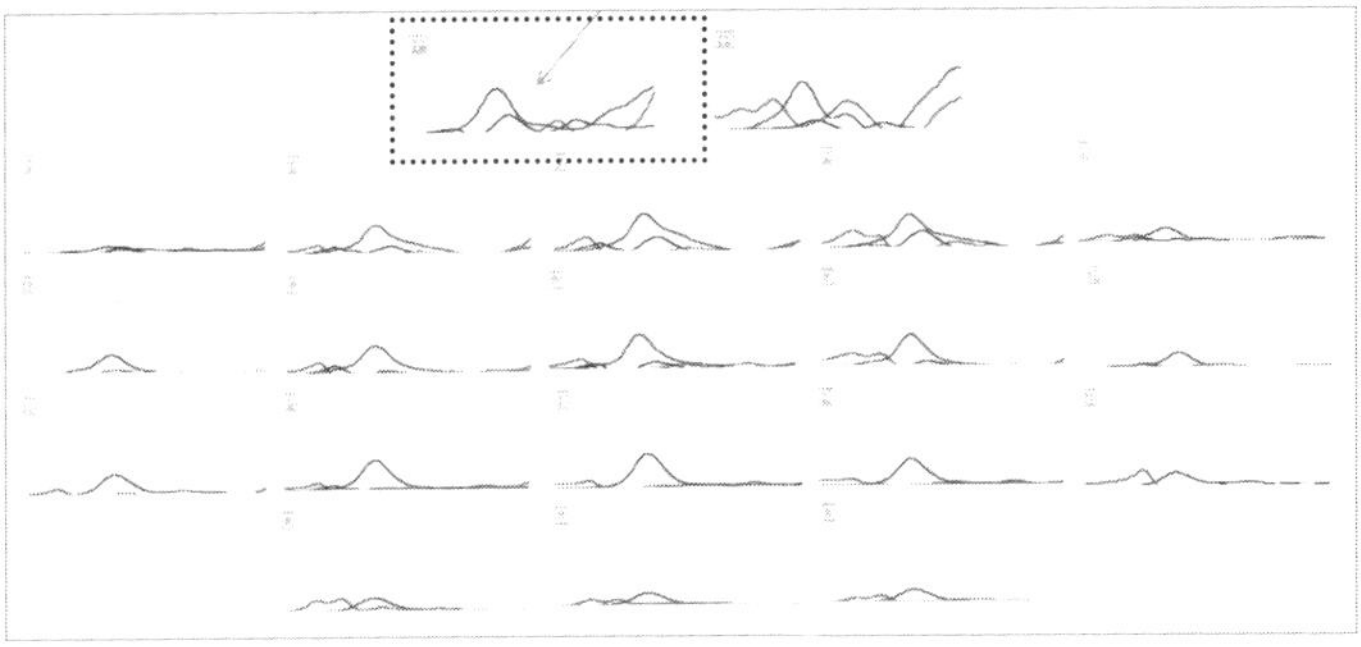

前頭葉極拡大

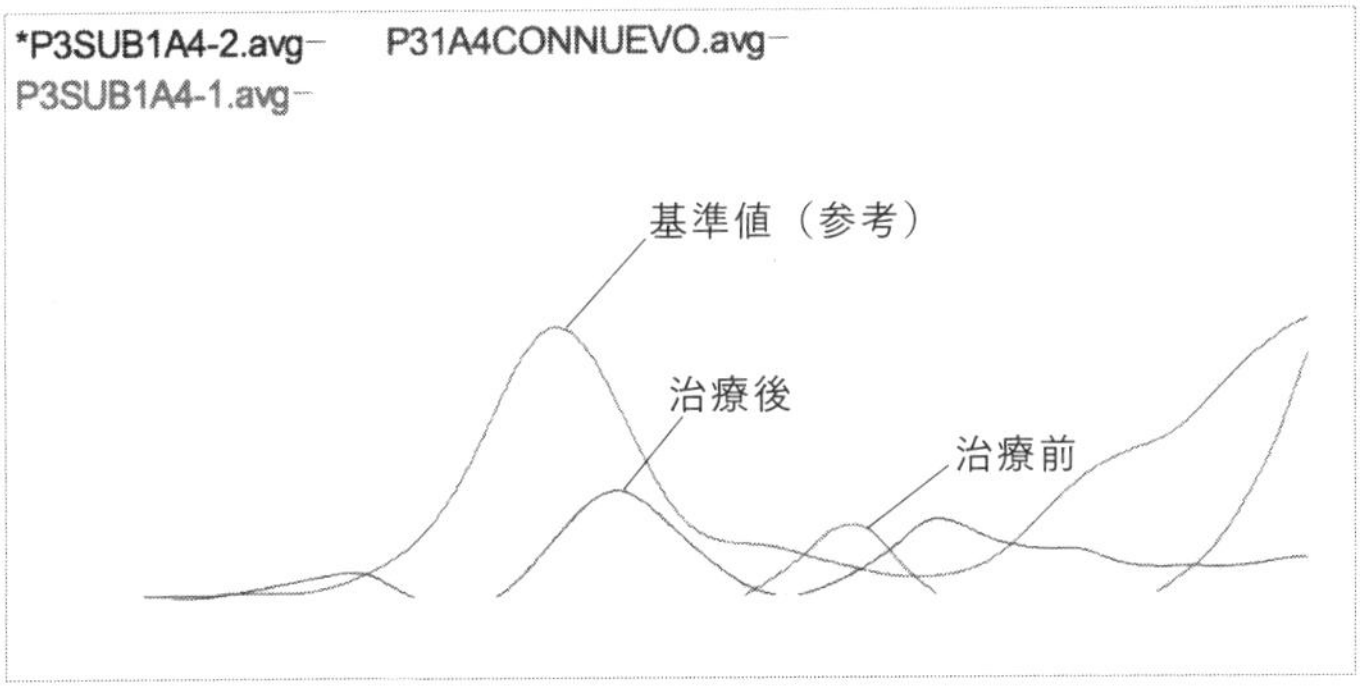

Hさんは初診時のMMSEが22だったのが治療後に28まで回復しました。これはかなり大きい改善だと思います。MMSEが28というと、海外旅行ができるレベルなので「ほぼ正常」と言っていいと思います。

介護疲れに限らず、人は「ストレス」という原因でも認知機能は落ちます。初診時検査の脳波所見は、まず、全体を見ると左右差があり、アルツハイマー病ではなく、「脳血管性もしくは、外傷性の神経回路ダメージによる認知障害」とアギラー先生も診断しています。

Hさんは脳動脈瘤に対するコイル塞栓術治療の既往歴もあったのですが、前頭葉から側頭葉後部にかけて「過剰反応性脳波」が見られました。

サイトカインによる脳神経再生治療を開始してからは、GABA作動性ニューロン、グルタミン酸ニューロンのいずれもが再生、回復したため、異常だった過剰反応性脳波が消失し、左右の非対称も解消、低反応性も改善しました。

P300機能性脳波検査では「メンタル（思考）の柔軟性を見る検査」というウィスコンシン・カードのソーティング検査項目があります。最初は全く反応がなかったのですが、少し脳波の反応が出てきました。

さらに、「視覚的な空間記憶検査」でも余計な脳波が後頭葉あたりに出ていたのですが、全く出なくなりました。

Hさんの場合、サイトカインによる脳神経再生治療は4か月、ワンクールだったのですが、ここまで回復しました。これらの脳波を比べて見るとまるで別人のようです。これだけ正常の脳波と一致してきたことを見ると、神経再生治療はもう卒業で、あとは解毒治療を続けます。

AGEの改善もすごくいい結果です。78歳から52歳相当まで下がりました。実はAGEについてはサイトカイン治療を始めるとみんなよくなります。

ビタミン値もすごく改善しています。やはり脳神経障害を進める原因を取り除いたり、全身状況がよくならないと、サイトカインによる神経再生の効果も効果が出にくくなりますが、Hさんの場合はうまくいったのでしょう。

09

統合失調症の診断を受けて来院した40代女性

40代女性・Iさんのカルテ

①主訴：妄想

②初診前診断名：統合失調症

③初診時検査値：ApoE タイプ：不明

MMSE：実施せず

コグニトラックス：実施せず

有害金属値：実施せず

ビタミン値：ビタミンD 59.9（基準値内）

ホモシステイン値：8.0（基準値内）

フードアレルギー検査：牛肉1+／ハマグリ1+／カニ2+／コウイカ1+／カキ2+／卵白1+／卵黄1+紅茶1+／蜂蜜1+／パン酵母1+／ビール酵母3+筍2+／ゴボウ1+／銀杏1+／昆布1+／ジャガイモ1+／ホウレンソウ1+／モヤシ1+／グリンピース2+／大豆2+／栗1+／黒こしょう1+／コリアンダー1+／ショウガ1+／そば1+／ライ麦1+

④ P300脳波による診断名：双極性障害

感情処理・注意・視覚空間記憶・心の柔軟性テストにおける前頭葉の神経回路異常は双極性障害と診断される。→治療により大幅に改善

⑤解毒・神経再生治療記録：

神経再生治療：サイトカインによるGABAニューロンの再生

Iさん（本人）の話

10年ぐらい前ですが、精神科で「うつじゃないでしょうか」と話したら、精神科医から、「自分の勘だけれど、統合失調症だと思う」と言われてしまったんです。

結婚する前、主人に「統合失調症という病気は、ご家族がどう思うかわからない。偏見があったとしても、それを乗り越えていかなきゃいけないんだよ。私と結婚するということはそういうことなんだよ」と話し合いました。

結婚してから「これが統合失調症か」という症状が出たんです。

悲しくて、ショックを受けて泣きました。主人もショックを受けていました。

症状というのは、いわゆる妄想です。妄想が頭の中に出てきて、それを黙っていられなくなる。口に出した方がすっきりするんです。人から見たら、突然わけのわからないことを言いだしたようにみえる。

「これがそうか」と思いました。

結婚する前は友達と普通に会ってたんですけれども、症状が出てからは、人と会うのも消極的になってしまいました。

仲のいい友達には、「私は安定剤を飲んでいるから、突然、会えなくなることがあるかもしれない、そこを承知してほしい」ということをあらかじめ話しました。


症状が出たので、再びその精神科へ行ったんです。そしたら、私に症状が出たのが嬉しかったようで、満面の笑みで対応されました。

私には今まで、いわゆる統合失調症だと断定できる症状がなかったからです。

私と主人は神妙な面持ちで、辛くて、驚いて病院に来たのに、心のない先生だと思いました。頭に来たので、「必死の思いで来たのに、嬉しそうな笑顔で対応するのは医者として違いますよね」とはっきり言いました。


そんな時、父が白澤先生のことを知りました。

私が行く前に、白澤先生がどのような診察をし、どんな感じの先生か知りたかったようで、まずは父が何度か通院してから私に「外国のほうが日本より精神科の医療は進んでいるようだよ。一度会ってみるといいよ。嫌なら無理に行くことはないよ。何度か行って、それから考えてみたら」と言ったのが白澤先生との出会いです。

白澤先生は、接し方が明るく、早い段階から私の体の良い変化に気づいて下さる先生です。

笑顔で「雰囲気変わったね」と仰って下さった時は、私の体が少し楽になった時でした。


診断については統合失調症ではなく「躁うつ病」だということでした。

サイトカインを飲み始めたら、いわゆる好転反応で少し苦しみましたが、根治することを信じて通っていたら、どんどん頭の中がすっきりしてきて、生きる気力が湧いてきたんです。

今までは妄想症状が出た時は、周りに悟られないようにするのが大変でした。

突然来るので、人と接するのも控えるようになっていました。

ところが、ここで治療を始めてから、どんどん良くなったので、気持ちが前向きになりました。

正常に脳が働いてくれるようになってきたので「普通に生活できることに感謝しました。「なんてありがたいことなんだろう、人のために何かできることをしたい」と思うようになり、ボランティアを始めました。

白澤先生は、変化を感じたようで「随分変わったね」と仰ってくださいました。

友人知人にも「変わったね」と言われました。

以前は眉間にしわを寄せて、いつも怒ったような顔をしていたようで、自然な笑顔は、あまりありませんでした。

「表情が堅かった」と言われました。確かにそうだったと思います。

症状が出ている時は辛く、いつも頭がすっきりしない。「神様はこれでも人生を最後まで生き抜くんだよと言うんだろうな」と思っていたぐらいでしたから。

受診を決めた時は、この治療に対して半信半疑で「本当に大丈夫かな」と思いました。お金もかかるし、新しい治療でまだあまり例がないので、怖いなという気持ちも正直ありました。

でも根治を信じてやってみよう、続けてみようと思ったのは、効果がわりと早く出たからです。頭がすっきりすることが多くなってきました。

サイトカインを飲み始めてからどれぐらいだったかはよく覚えていませんが、明らかに頭がすっきりすると実感していました。

同じような病気を抱えている人には、「心も体も変わるよ。生きる気力になります」と伝えたいです。家族も、私が変わったことを納得し、実感しています。

今はただただ幸せです。辛い症状が出ていたなんて嘘のようです。

生きる幸せを感じる今の状況を奇跡だと感じ、白澤先生を始め、父やサイトカインに心から感謝し、沢山の患者さんが救われることを心から願っています。

私の場合、治療費は父がサポートしてくださいました。ありがたいです。

費用の工面は大変だと思います。主人は一般的なサラリーマンです。

標準治療になってほしいと切に願っています。

精神科医には「白澤先生と連携してほしい」と伝えたんです。

少しでも多くの患者さんを救っていただきたい。もしかしたら、命が助かる患者さんもいらっしゃるかも知れない。「先生、通えそうな患者さんだけでも、白澤先生の話をしていただけないでしょうか」と伝えたら、「うちの病院ではそんな高額な治療費を払える患者さんはいない。人のことはいいから」と仰って紹介しようとはしませんでした。

今は自分ができることは頑張ってやりたいと思っています。仕事も前向きに、自分にさせていただけることは一生懸命させていただこうと思っています。

これまでは「できない」「嫌だ」「不安」な気持ちが先でした。気持ちに余裕がなかったからです。

人に与えることを、喜びと感じることができる気持ちの余裕が、今は以前より随分芽生えました。

病院に通院するようになり、今年で10年です。10年間私の家族は、家族一丸となりよく支えてくれました。

家族の素晴らしさを感じます。家族を始め、お世話になったすべての方々に感謝し、恩返しして、人生を送っていけるよう精進していきたいと思います。

ドクター白澤の診察メモ

Iさんは40代ですが、30代の時、「統合失調症」と診断された患者さんです。

P300脳波検査の結果を見ると、最も重要な部分である、音を聞いた時の脳の反応がフラットになっていて脳全体が障害されていること。脳の一部を残して認知されない状態になっていることがわかりました。つまり、脳の病変はかなり進行していて、97％近くの部分が冒されているというのが最初の結論です。

この時点で、例えばどちらかに脳卒中などがあったということなら、反対側には必ずどこかに正常な部分があるはずなので血管障害は除外されます。血管障害だと、このパターンにはならない。その時点で遺伝性のものか、代謝性のものか、という選択肢になってきます。

病変ができあがると脳波は完全にフラットになるので、「脳全体が冒されている」という以上の診断はできないのですが、左右差があるところを手がかりにします。

初期病変が少し残っていたので、この状態を経過して、今の状態になったのではないかというように推察しながら、全体を診断していきます。

「注意力の作動機能検査」の脳波に名残が見られました。これは「S」の後に「T」が出てきた時、「T」のキーボードを押した時の脳波で、通常は1000マイクロボルトぐらいなのに対して、Iさんは8000マイクロボルトぐらい、つまり、通常の8倍ぐらいの振れ幅で、脳内の反応が起きていることがわかります。

しかも、これが左右対称に起きていることから、脳血管障害ではないということが、この検査でも確認できます。

双極性障害に特徴的な現象とアギラー先生が判定するためには、これらの所見に加えて、「感情テスト」で、「悲しい表情」や「怒った表情」などに対する反応で、非常に過剰な反応、例えば、5倍以上の反応があるところを見ます。（↓次ページ図）

これらの条件やパターンから言うと、Iさんの場合、統合失調症ではなく、アギラー先生の診断は、「双極性障害」ということになります。

Iさんには妄想と幻覚がありました。日本の精神科の先生は、妄想と幻覚がある人を統合失調症と診断するのが一般的です。

ですから「統合失調症」と診断した先生は、20年前から、ごく一般的な日本の精神科の

■ P300 機能性脳波

「感情テスト」による右前頭葉領域での反応。治療前（左）と治療後（右）の比較

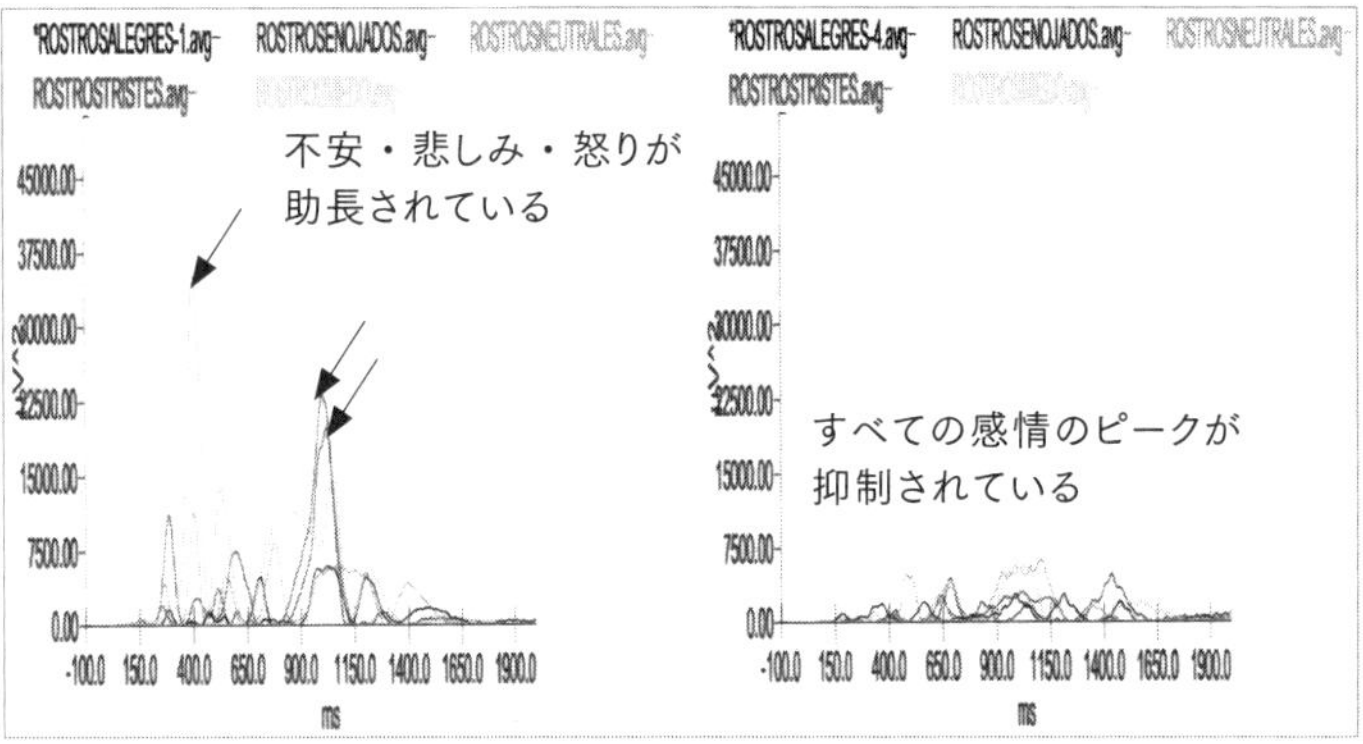

左頭頂葉の脳波。治療前（左）と治療後（右）の比較

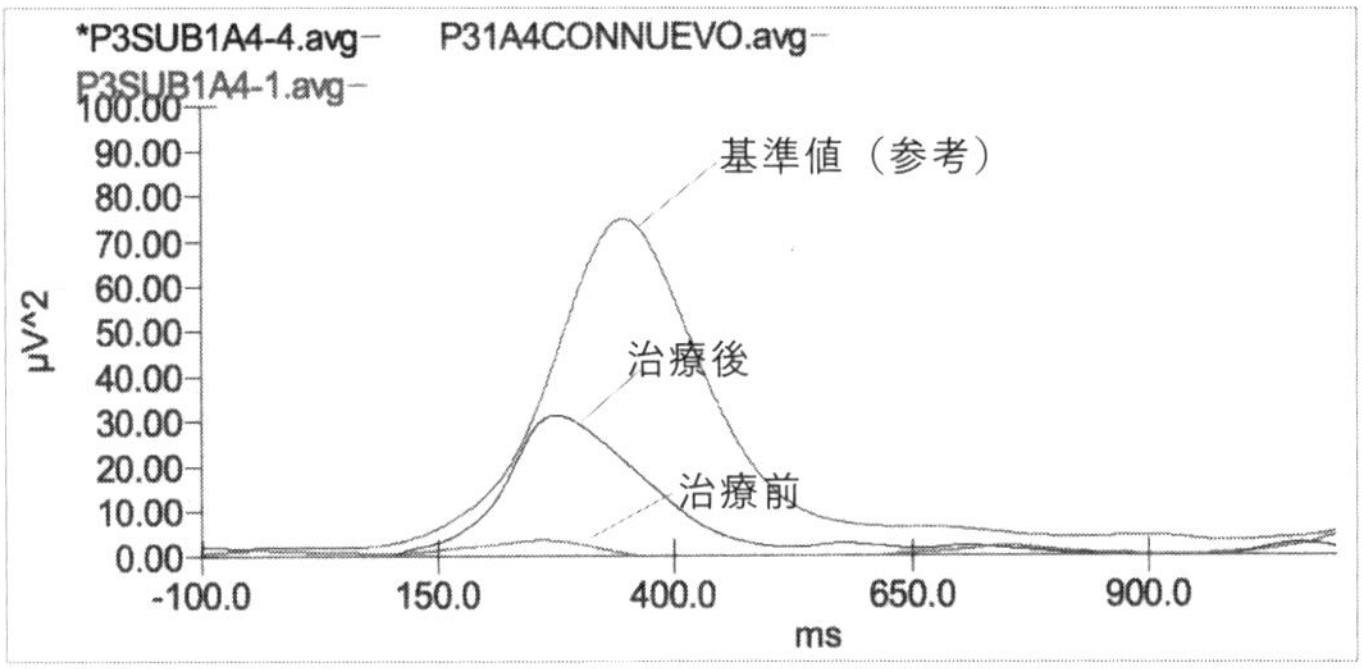

先生がするように向精神薬をずっと飲ませたということです。だから彼女は10年間向精神薬を飲み続けてもよくならなかった。

アギラー先生の診断は「双極性障害」で、この病態は興奮性が出てくるため、GABA作動性ニューロンの再生をかけていくと、半年経過した時点で異常性の脳波が落ち着いた。つまり、抑制系の回路がほぼ半年で再生したことになります。

本人に話を聞くと「自分の中に他の人格がいて、自分の脳からそれが去って行った」と言っていて、自分に出ていた症状を他人事のように捉えていました。

「確かに妄想があったけど、それは他の人がいたからで、それが脳から去って行った。もう大丈夫なんだけれども、まだピークが400ミリセカンドぐらいにあって、私としては気に入らないから、300ミリぐらいになるまでもう少しやらせてほしい」ということで、次の6か月間の治療を継続しました。

今度アギラー先生が来る時に、300ミリになったら卒業ということになっています。

10
抑うつ症状の治療で来院した50代男性

50代男性・Jさんのカルテ

①主訴：記憶障害、気分の落ち込み

②初診前診断名：抑うつ状態

③初診時検査値：ApoE タイプ：3/3

MMSE：28

コグニトラックス：109.8

有害金属値：カドミウム 10.48／アルミニウム 10.46

ビタミン値：ビタミンD 16.5 → 85.6

ホモシステイン値：9.3 → 10.4

フードアレルギー検査：鶏肉 1+／カゼイン 1+／卵黄 1+／卵白 1+／牛乳 1+／ホエー（乳清）2+／ヨーグルト 1+／コーヒー 1+／蜂蜜 1+／アズキ 1+／黒豆 1+／ショウガ 1+／そば 1+

④ P300脳波による診断名：外傷性発達障害

前頭葉、側頭葉、頭頂葉、後頭葉に広範に分布している神経回路障害は発達障害の病理と矛盾しない。統合失調症ではない。過剰興奮性の脳波はGABAニューロン欠損による脳波異常で、これらの神経回路障害がうつをもたらしている。前頭葉、頭頂葉の異常脳波の対称性から遺伝的要因を、側頭葉、前頭葉極、後頭葉の異常脳波の非対称性から外傷性発達障害を疑う。

⑤解毒・神経再生治療記録：

TMS 治療 (磁気刺激治療)

神経再生治療：サイトカインによるGABAニューロン、グルタミン酸ニューロンの再生

Jさん（本人）の話

会社の上司である社長から指摘を受けたのが受診のきっかけです。その前から自分で「もしかしたら認知症じゃないか」ということを疑っていました。

というのも、1週間前の記憶がクリアに思い出せない。ノートを見ると、なんとなく思い出せるのですが、物事が整理されて頭の中に入っていない状態でした。

自分でも「まずいな」と思って、2か所ほど心療内科に行ってみたりもしていたのです。ただ、いずれも「特に認知症ということではなさそうです」という診断で「時間をかけて生活リズムを整えて、治療していくしかないですね」という結果でした。「仕事のストレスが原因なのかな」と思いつつ、「特にこれといった解決策もないまま、付き合っていくしかないのかな」という感じで過ごしていました。

仕事では部下を抱えているのですが、コミュニケーションがうまく取れていなくて、荒っぽいマネジメントになってしまって、仕事も無茶ぶりだし、周りにもかなりストレスを与えていたと思います。

一方的で相手のことをあまり考えないというようなコミュニケーションで、なおかつ、一週間前の記憶が曖昧だったりするので、上司からも「ヤバいんじゃない？」という話をされました。

それで上司の秘書から「リコード法というのがあって、それを治療に取り入れている白澤先生のクリニックがお茶の水にある」ということを教えてもらって、「じゃあ、行ってみようか」ということになりました。

白澤先生が監修されたブレデセン先生の『アルツハイマー病 真実と終焉』を読んで、自分としては、「リコード法などで改善していくしかないのかな」と思っていたのですが、会社から見ると、もう少し深刻なレベルだったようです。

クリニックでは最初「TAMAS（磁気刺激装置）による治療を受けてみれば、症状が改善するかもしれない」ということで通い始めたのですが、「統合失調症の反応が検出されました」と言われました。

会社に報告したところ、「もし仕事のストレスが原因で、統合失調症の症状が出たということであれば、会社にも責任が生じるので、最初は会社の経費で払うから」ということで予約を取ってもらって、本格的に治療を始めました。

初診時検査は、「後天的な外傷性発達障害の疑い」と「ストレスから来るうつによる認知機能低下」という結果で、ＧＡＢＡ作動性ニューロンの欠損による症状ということでした。

そこから、サイトカインによる神経再生治療を受けようと思ったのは、まずＴＡＭＡＳを受けて症状がかなりよくなったんですが、半分ぐらい消化した時から、そんなに変わらなくなってきたんです。それで、「再生治療をやってみようか」という話になりました。

ただ、「発達障害が遺伝的なものだとすると時間がかかるかもしれない」と言われたんですが、再生治療をやってみたらすぐに脳波が綺麗になったので、遺伝性というよりも後発的なものだったようです。

出産時のアクシデントによる外傷性の発達障害ということで、再生治療の費用に関しては、会社の経費として認められないので自費で続けることにしました。

この治療をやってみようと思った目的、「何を改善したいと思ったか」というと、将来の不安を取り除いておきたいということでした。

コミュニケーションがうまく取れないと仕事に対する影響も大きいし、私の場合はベンチャー企業の管理職をやっていて、子供もまだ小さいという状況なので、まだまだバリバリやらなければならない状況ということが大きいです。

サイトカインによる神経再生治療を始めてから3か月目の段階で、実感として視野が広まったというか、とてもクリアになりました。

「1週間前のことがあやふやになっていた」という症状は完全に治りました。周りからも「明るくなったよね」と言われますし、全然違うと思います。物事を人に報告しやすくなった。自閉的な部分が治ったのが大きいのかもしれないですね。

自分が「変わったな」ということが、はっきりわかる瞬間があります。自分でも「オープンになったな」と感じます。

人とのやりとりに関してのストレスというのが軽減されてきました。

他人のことを気にできるようになったことも感じます。前は全く、人の心とかあまり気にしなくなっていたんですが、気が遣えるようになりました。

あとは、いろんなことが頭の中に入りますね。

前は整理がついていなくて、自分の考えとか、物事の判断ができなかった。もう、とっちらかってるというか、記憶も曖昧だし、整理がついてない状態なので全然、主体的に物事が考えられない状況だったんですけども、今はクリアです。前より先が見えるようになった。そのぐらい違うかもしれないですね。

本来「治りづらい」と言われているものが「治る」ということであれば、あるいは「治る可能性が高い」というのであれば、これからの人生、残りの人生を楽しく生きるためには、治療を受けたほうがいいと思います。

ドクター白澤の診察メモ

Jさんは IT関連企業の管理職の方で、部下を抱えていました。ちょっと落ち込んでしまって会社に行けなくなり、上司の方が連れて来ました。

抑うつ傾向ということだったので、最初、TAMAS（磁気刺激装置）による治療を始めると、抑うつ症状が少しよくなりました。

ところが、当クリニックでTAMASに光トポグラフィー検査をセットしていて、「統合失調症パターン」が出たのです。

光トポグラフィー検査というのは、近赤外線で前頭葉や側頭葉における脳の活動状態を測定して、うつ病・双極性障害（躁うつ病）・統合失調症などの精神疾患に対する診断を補助する検査です。

あくまでもこの検査は診断補助的な役割を果たすもので、診断を確定するものではないのですが、「もし統合失調症だったら、うつ病と違って管理職としての適性が問題になる」ということで、統合失調症なのか、そうでないのかをアギラー先生にしっかり見極めてもらって診断を確定したほうがいいということになりました。

そこで、P300機能性脳波検査を実施したら「外傷性発達障害で、統合失調症ではない」という診断になりました。光トポグラフィー検査とは全く異なる診断です。

私は、精神科疾患に対して、「光トポグラフィー検査で診断をつけるのはまずいんじゃないかな」と考えています。

光トポグラフィー検査は、機械がパターン認識で診断をしていて、それをそのまま鵜呑みにしてしまうと、発達障害の症例に統合失調症という診断がついてしまって、全然違う薬を処方されたら、医原性の精神疾患を作り出してしまうことも起きかねないからです。

つまり、医師側に診断能力がないと、致命的な結果を引き起こしてしまう可能性もあるということです。

Jさんの場合は、Developmental neuronal damage ＝DNDという言葉をアギラー先生と一緒に作りました。「診断名はなんですか」という質問に対して答えるために、「外傷性発達障害（DND）」という言葉を作って説明しました。

■ P300 機能性脳波

全体像

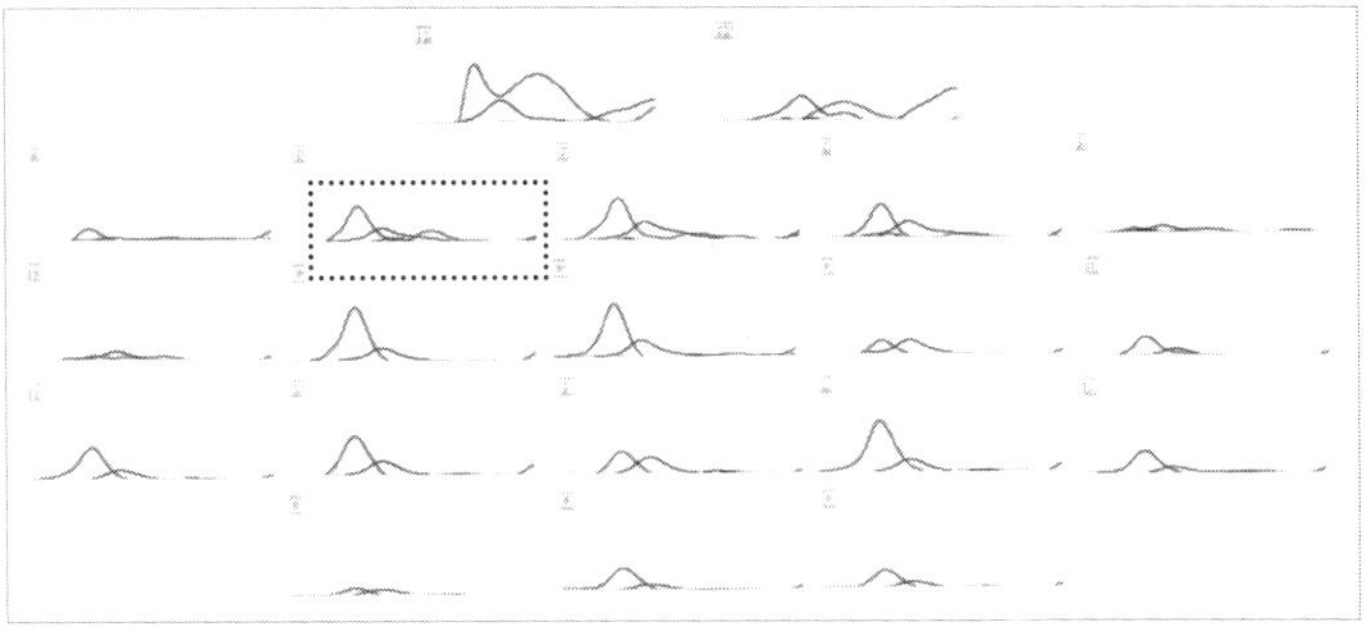

左前頭部（F3）拡大

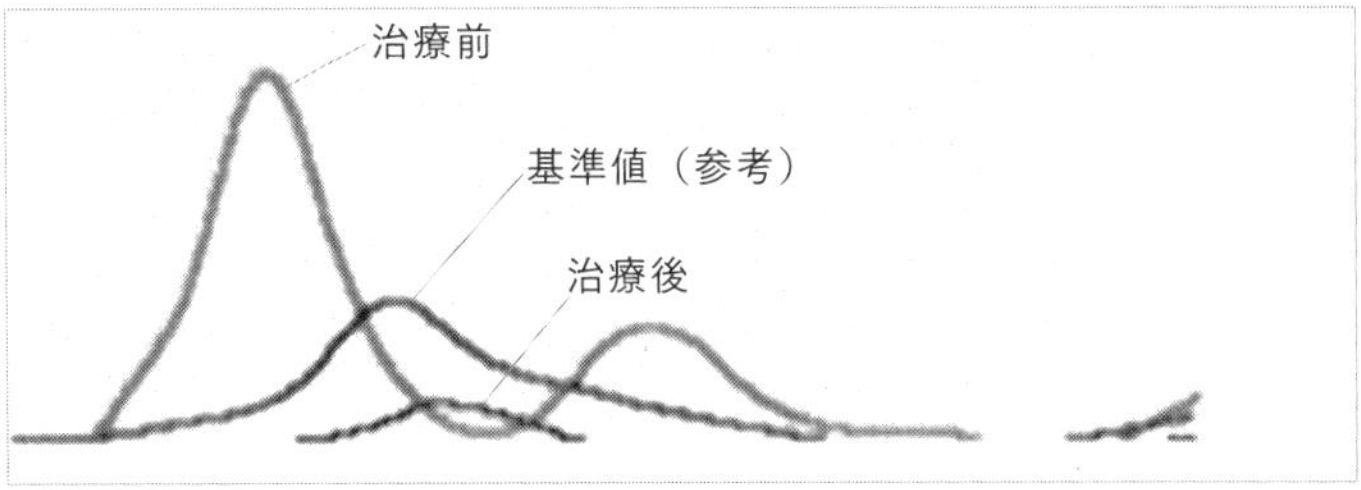

過剰反応を示していた脳波が改善されてきたことを認める。

Jさんの場合は、外傷性の要因による発達障害であり、統合失調症ではないということで、これは疑わなかったのです。

「外傷性」とアギラー先生が判断した理由が、左右差が出ていることです。左右の脳波パターンが全然違う。病変が出ている部分は前側の骨に後からボンと当たったパターンです。そういう既往症が自覚されて出てこないだけで、実際にはあるんです。

この問題が抑うつ、認知機能低下、注意力低下、記憶力障害を起こしている原因であるとアギラー先生ははっきり書いています。発達障害に外傷性の原因が加わったという症例ですね。

サイトカイン治療によってGABA作動性ニューロンが完全に再生したら、症状もよくなって、奥さまも「別人になった」という感想を持たれたようです。

11 広汎性発達障害の治療で来院した10代男性

10代男性・Kさんのカルテ

①主訴：コミュニケーションが苦手
②初診前診断名：広汎性発達障害
③初診時検査値：
有害金属値：銀 10.71／アルミニウム 13.77
フードアレルギー検査：実施せず
④ P300脳波による診断名：外傷性発達障害
前頭葉、前頭葉極、側頭葉、頭頂葉、後頭葉におけるGABA神経回路ダメージが観察される。アスペルガー症候群に類似した自閉症の臨床と矛盾しない。
⑤解毒・神経再生治療記録：
神経再生治療：サイトカインによるGABAニューロン、グルタミン酸ニューロンの再生

Kさん（家族）の話

息子が中学生で支援学校に行かせています。発達障害という診断を受けたのが5歳の時で、「広汎性発達障害」と言われました。

小さい頃は発語や立つのも遅くて、こだわりも強いので、「自閉傾向が強いかな」と思います。特に勝負事にはすごく勝ちたい。負けてしまうともう大泣きで大変。

でも、小さい頃はなぜ泣いてるのかわからず、大きくなって少しずつ反応するようになって「勝ちたかったんだな」とか「今のブームはこれなんだな」とか、いろいろわかるようにはなってきました。

見ていると、同年代のお子さんとコミュニケーションを取るのが苦手なようです。人が好きなので、自分から「話したいな」という気持ちは本人の中ではあると思いますけれども、一方的なコミュニケーションがまだ強いですね。

自分が言ったことに対して、人が返してくれる、という会話のキャッチボールもできるのですが、違う話題に自分で振ってしまったり、相手の話を聞いてなかったりという感じになってしまうので、「そのあたりが、もうちょっとできたらいいな」というところです。

こちらで治療しようと思ったきっかけというのは、実は私、歯科医なのですが、学会で白澤先生の発表を見させていただいた時、息子のことをお話しして、名刺をいただいたことがきっかけです。

白澤先生の発表とアギラーの発表も聞かせていただいて驚きました。発達障害や認知症もですが、これまで「治らない」と言われていた脳神経の病気が治るということを知りました。

発達障害を持つ子の親としては、「本当に何がいけなかったのかしら」と思う時もありますし、私の場合、歯科医師ですから、職業柄、重金属の曝露を受けることも多いのです。私も金属値を測ると結構高い値が出ます。

息子は治療を始めてから「落ち着いたな」というのは本当に強く思います。ちょっとしたことでイライラするというのが減りました。

治療を始めたのが夏ぐらいで、秋、10月～11月ぐらいに本人が「最近イライラしないんだよね、あんまり」と言ったことが一番大きいかなと思います。

私から見ても、イライラしているというのは本当に減ったなという感じです。もともと家ではそんなにイライラしないんですが、ちょっとしたことでの浮き沈みというのもなく、学校から電話がかかってくることもほぼないですね。落ち着きがすごく出てきたと思います。

あとは、「コミュニケーションの取り方が、少しうまくなったかな」と思います。まだまだなんですけど、友達に対しても会話のキャッチボールが続いてできるようになってきたということでしょうか。

文章もスムーズになるというか、話すのがスムーズになるという感じでしょうか。こだわりも、勝ち負けはいまだにずっと言うのですが、それ以外はそんなに強くなくなったかなと思います。

好きなものもたくさんあるのですが、例えば「今日はそれをしないで、お勉強してからよ」と言うと、前は「なんで～」という感じが強かったのが、そこまで強く言わなくなったとか、些細なことですが、物事の切り替えとか、やらなければならないことはわかるので、自分の中で納得しやすくなったのかなと思います。

「落ち着いたよね」「コミュニケーションの取り方も違うと思う」ということは主人も言います。学校では「本当に落ち着いてますよ」と言われます。


学校では給食が出るのですが、グルテンフリー・カゼインフリーにしているので、お弁当を持たせています。

昔は、みんなが給食の中、お弁当を食べるのをすごく嫌がっていましたが、だんだん落ち着いてきたのと、本人も納得しているようです。

学校の先生にお聞きすると、「『いいな〜』とか『あ〜今日はこれなんだ』ぐらいは言うけど、だからと言って『当番、今日はしたくない』とか、そういうのは全然言わないですよ」ということらしいです。

グルテンフリーやカゼインフリーにすると、パンやヨーグルトなど、子供の好きなものを外すことになりますが、そのあたりをうまく違うものに置き換えつつ、私たちも一緒にやっているので、「食べられないものだけ排除して、あとは食べられるものだけで簡単に」という形にしていますから、慣れるとそれほど負担にはならないです。

息子が徐々に落ち着いてきてるのを見ている他のお母さんからは、「何かしているの?」と聞かれて、「実はこういう治療をしています」とお伝えしています。

昔はいろいろ「こういうのがあるよ」と言っていたのですが、「環境的に難しい」とか、通院には遠いこともあって「なかなかそこまでは行けない」と言われることが多く、積極的には言わなくなってしまいました。

私の中では、息子は本当にすごく成長したというか、治ってきているのは実感できるので、一生のことでもあるし、一度、白澤先生に見ていただいてもいいいんじゃないのかなと思います。

ドクター白澤の診察メモ

Kさんは初診時のP300機能性脳波検査を見ると、側頭葉あたりにかなり左右差、非対称性があります。この検査の結果から、遺伝性より環境要因をアギラー先生は取っています。それで、診断結果を「この脳波異常はアスペルガー症候群の病理と矛盾しない」という言葉にしています。

Kさんの場合、前頭葉側と後頭葉側ともに、神経回路のコネクションに障害が見られました。後頭葉側のコネクションについては、コミュニケーション障害や思考過程の乱れ、幻想、妄想などを起こしてきます。

前頭葉側のコネクションについては、感情の抑制などに関連してきます。本人が「最近イライラしないんだよね」と言ったということですが、初診時と治療後を比較してみると、最初は悲しんでいる顔に対して過剰な反応を示していました。少なくとも10000マイクロボルト出ていますが、治療後は3000マイクロボルトぐらいで、3分の1になってきています。悲しいことと恐怖に対して非常に強い反応があったのですが、これが落ち着

■ P300 機能性脳波

治療中脳波の全体像

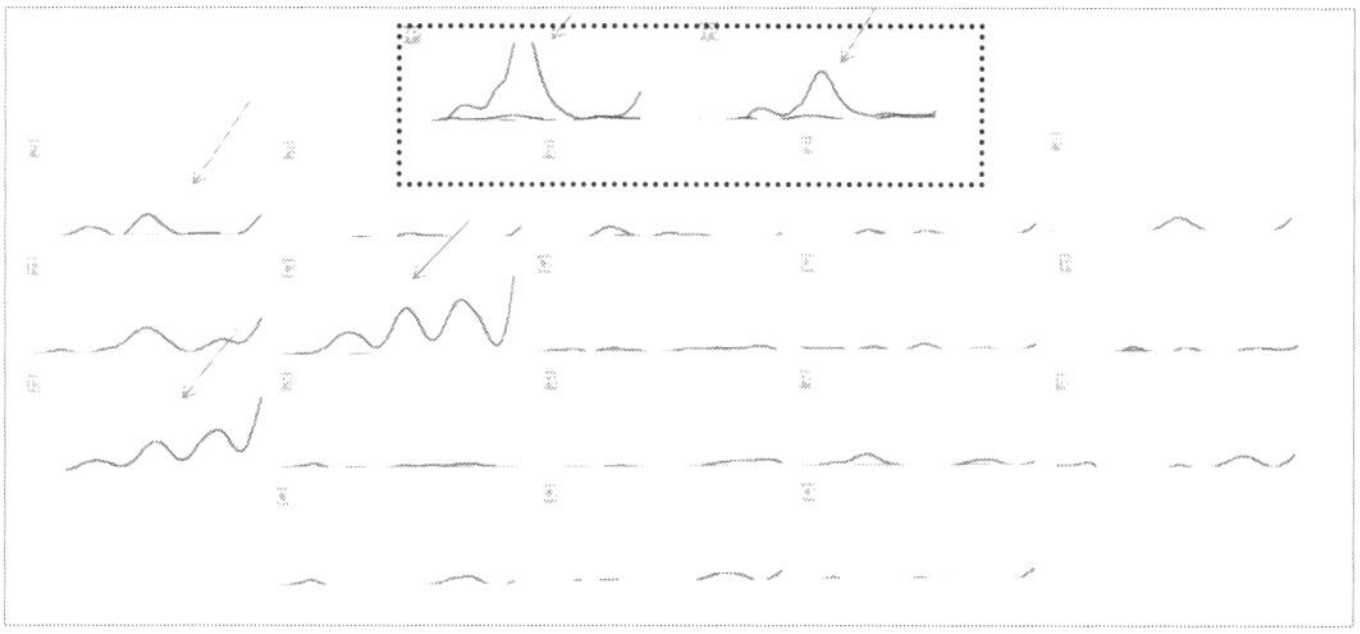

前頭葉拡大。感情テストの脳波反応が、治療後は抑制されてきた。

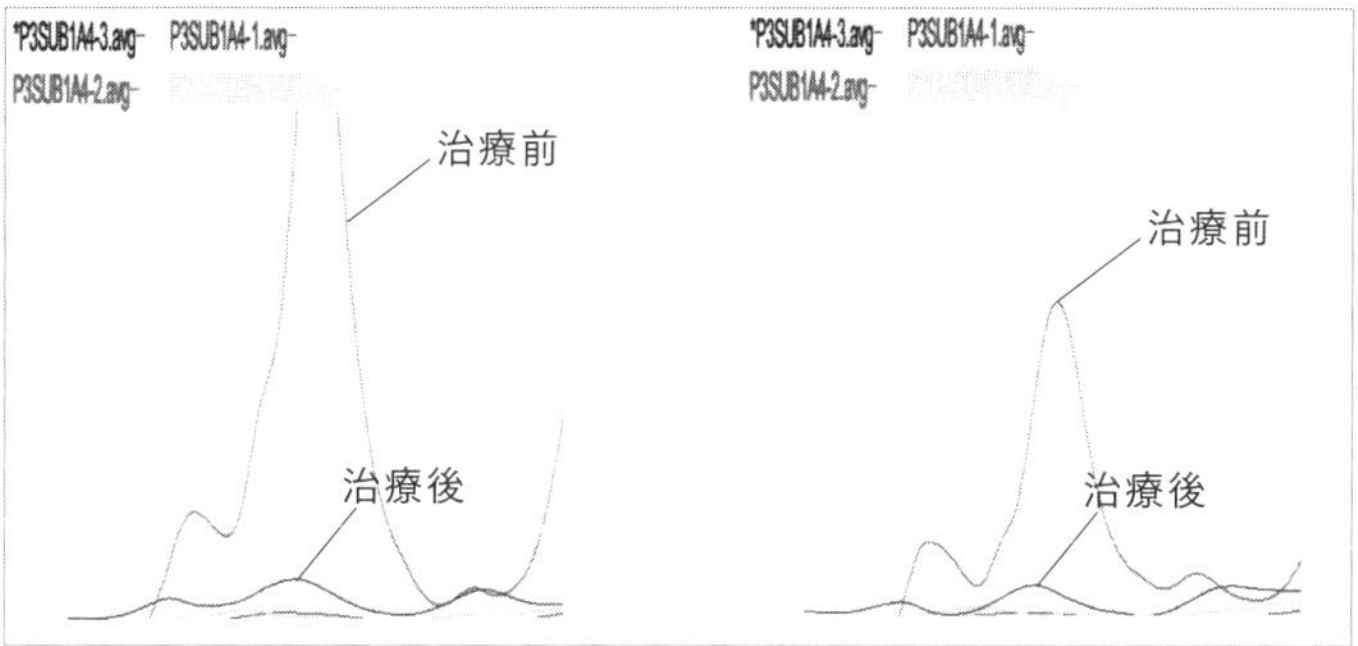

いてきていて、それぞれ4分の1ぐらいの反応になっている。この二つが落ち着きをもたらせた原因です。この時点ではまだ少し感情の高ぶりが若干あるけれども、かなり抑え込まれてきていると思われます。

脳波の反応が数値化されているとわかりやすいと思います。例えば、「悲しんでいる顔に対する脳波の電圧が3分の1になった」と言うと、それまでは、悲しい表情に対して普通の人の3倍感受性高く、脳の中で反応が起きているということです。怒っている表情に対してはの4倍の反応なので、4分の1で怒っても効き目がある。「この人にとっては、そこまで感じているんだ」ということを理解してあげること、その人の脳の中で起きていることを想像することが必要になるのです。

前側の部分のコネクションが綺麗に出てきたのと、後ろ側の部分もコネクションが出てきたので、コミュニケーション能力の回復に寄与していると思います。

脳波全体の様子もガラッと変わってきていて、神経再編成が起きていると考えられます。「再生」ではなく、「再編成」が起きているという感じです。Kさんはまだ成長過程にあるし、大人との違いがあります。

治療についてアギラー先生は単純に、GABA作動性ニューロン欠損の回復をターゲットにしています。したがってサイトカインも一種類しか出ていません。

この症例に関しては、アギラー先生もかなり自信を持っていました。サイトカインについては、アディポネクチンが入っているものが処方されています。これは、血管障害とか、外傷がある時のリカバリーに使います。

脳波を見ると、典型的な外傷や血管障害のパターンがあります。大人でこれを認めれば、小さな脳梗塞があったんじゃないかという所見になるのですが、子供なので、出産時、あるいは幼少時の外傷の疑いとして、左右差の部分を診断根拠としたのです。

アギラー先生が最初に脳波を見た時、「遺伝性よりも外傷性の要因が強いだろうから、予後は良好だとお母さんに言っていい」と自信を持って言いました。

アギラー先生は実際に患者さんを見ていないにもかかわらず、脳波所見だけで判断して、そのとおりになっています。

臨床で見ても典型的なアスペルガー症候群の症状を呈していました。臨床的な症候だけで診断すると、「先天的」というレッテルを貼ってしまいがちですが、脳波による診断では発達障害の原因に、「なんらかの血管障害や外傷がベースにあったのかな」というところを考慮して、アギラー先生は診断したと思います。

12

パニック障害と認知症の検査で来院した70代女性

70代女性・Lさんのカルテ

①主訴：記憶障害、集中力低下、対人不安

②初診前診断名：パニック障害

③初診時検査値：ApoEタイプ：3/3

MMSE：30

コグニトラックス：102.3

有害金属値：アルミニウム 15.78

ビタミン値：ビタミンD 13.9 → 109

ホモシステイン値：10.5 → 8.3

フードアレルギー検査：ハマグリ 2+ ／ロブスター 1+ ／エビ 1+ ／カゼイン 1+ ／牛乳 1+ ／ホエー(乳清) 1+ ／ヨーグルト 1+ ／緑茶 1+ ／パン酵母 3+ ／ビール酵母 3+ ／ゴボウ 1+ ／キノコ 2+ ／大豆 1+ ／黒こしょう 1+ ／ショウガ 1+ ／バニラ 1+ ／サクランボ 1+ ／そば 1+ ／グルテン 1+ ／ライ麦 2+ ／小麦 1+

④P300脳波による診断名：GABA作動性ニューロン欠損

安静時てんかん発作波を検出。前頭葉から側頭葉のおよぶ広範で非対称的な神経回路ダメージが観察される。異常脳波の非対称性から脳血管障害あるいは外傷による神経回路ダメージを疑う。

⑤解毒・神経再生治療記録：

TMS治療(磁気刺激治療)

神経再生治療：サイトカインによるGABA作動性ニューロン、グルタミン酸作動性ニューロンの再生とドーパミン産出細胞の分化誘導。

Lさん（本人）の話

私の場合、記憶力低下、集中力低下のほかに、3年前から「不安発作」に襲われるという症状がありました。

精神科の医師から「パニック障害」と診断されて、抗不安薬「メイラックス（ロフラゼプ酸エチル）」で不安発作は改善しましたが、ほかの症状は改善しませんでした。

今思うと、「人に会うのが怖くなる」というのは、子供の自閉症と似ているらしいのです。

記憶障害については、もう10年も前から「だんだん進んでいるな」と思っていたのですが、不安発作が始まったので、それが認知症と関係があるのか、記憶障害の進み具合と関係があるのかということを、正しく診断してくださる精神科医を探していて、近くの精神科病院に診察を受けに行きました。

一般的に認知症の診断は「長谷川式認知症スケール」という検査で、30点満点中22点以下になった時を発症という決まりになっています。

私は長谷川式検査で30点満点だったので、その病院の院長はゲラゲラ笑いながら、

「認知症？　違う違う」と言われました。実は、私は医師（リハビリテーション科）ですから、長谷川式で検査する側だったのです。だから、その検査をしても意味がないと思います。

あるクリニックの精神科医は「私も認知症ではないと思うけれども、あなたがそれだけ自分のことを分析していてそう思うなら、脳血流量の検査のため大学病院を紹介します」と言われて検査に行ったのですが、「行った意味が全然ないな」と思うぐらい軽くあしらわれてしまったのです。

認知症になりたいわけではなく、「とにかく正しい診断をしてほしい」というのが希望でした。不安発作は、「メイラックス」でおさまったのですが、認知症かどうかの正しい診断をしてもらいたいと思いました。

「正しい認知症の検査をしていただける医師はいないものだろうか」と思っている時、白澤先生が監修された『アルツハイマー病　真実と終焉』という本をかかりつけ医の先生から紹介していただきました。それでこちらの病院に来ることになったのです。

最初は恐る恐る電話をかけて、特に紹介状も持たずに来ました。経歴もそれほど詳しくお話ししなかったんですが「私は昔から双極性障害の気があると思っていました」

と言ったら白澤先生は「P300機能性脳波検査をしませんか」と仰いました。

それがどういう検査なのかわかりませんでしたが、「不安発作と物忘れや記憶障害が関係あるかどうかがわかるなら」と思って検査を受けました。

結果としては、双極性障害ではなかったのですが、サイトカインによる治療法があるということだったので、一回は試してみることにしました。

第1クールの治療は不安発作、パニック障害には有効でした。抗不安薬のメイラックスはだんだん減らしていって、最終的には飲まなくてもよくなりました。

本格的な神経再生治療には、もう1クール必要ということで、少し迷ったのですが、老人ホームに入る契約を解約して、今年2月から第2クールを始めました。

第2クールを始めた頃には、訪問看護師さんから「すごく明るい表情になりましたね」とたびたび言われました。訪問回数も隔週に減らしましたし、管理人さんにも「今日は輝いていますね」と言われたことがあります。

自分でも鏡を見た時に、「無理をして笑わなくても、笑顔ができる」と思うようになりました。4月になってから「幸福感を感じる」と言ったこともあります。

最初に本を薦めてくださったかかりつけ医は、「泥沼に入って、出てこられないんじゃないか」という表現をなさったり、別の人からは「いかがわしい治療じゃないか」と言われながらも、第2クールを始める頃の白澤先生の説明に納得していましたから、「やってみたい」と思いました。

それまで「1人暮しを続けるのは無理になるだろう」と思っていたのに自信が持てました。自宅に住んでいたほうが趣味も続けられるし、孫にも会えますから。

私は茶道を趣味にしているのですが、「七事式《しちじしき》」という点前《てまえ》をしたかったのです。七事式をするためには、4人お招きして、私を加えて5人でします。八畳間が必要なのですが、マンションを購入した時、その準備はしてあったのです。

ところが、今考えると自閉症の症状ではないかと思うのですが、とにかく「人を呼ぶことが心配で怖い」という感じが強く出ていたのです。

それが治療を受けた今では、友人が転居するため4月に送別会のお茶会を開くことができました。

お茶会が成功したことが嬉しくて幸せになったというより、計画していく段階で、「ああ、こんなに準備ができるようになった」と感じました。神経再生治療をして、ちょうどよくなる時期だったのでしょうか。

最初、治療の原理はわからなかったのですが、1回目の治療をして効果があった時点で、何をしようとしてるのかが、よくわかってきました。

臨床医になる前、私は免疫学者を志していて、夫も定年まで免疫学者でした。2人で「こんなに早く進むとは思わなかったね」と話しています。

「神経再生治療は自分の幹細胞から」という考え方はもう随分前からありました。iPSの時にもしきりに、「対麻痺の人に」と言っていましたが、こんなに早く臨床治療で実現するとは思っていなかったのです。

私たち夫婦にとっては、幹細胞を入れるという方法であれば理解しやすい。しかし、サイトカインで、それも「口の中で含んで」というのは、考えてもいなかったですね。

医療者は「認知症は治らないもの」と習っていますが、私はリハ医として認知症のかぶっている患者さんが、よくなっていくのを実際に見ていました。だから認知症になっても治る症例はあると思っています。

リハビリをやっていく中で治ってくるだけではなく、家族の愛情も必要だと思います。どういうところが一番効くのかというと、「治る」と信じて会話してくれるからだと思います。

ドクター白澤の診察メモ

Lさんは、もともとリハビリテーション科医で、認知症の専門的な知識を持った方です。認知機能低下で来られたのですが、ご本人がMMSEで検査をする側の立場にあって、「私は答を知っているので、このテストは無意味です。このテストの結果をもって『認知症ではない』というのは誤診です。それを誰も認めないから、認知症の専門である先生のところに来たんです」ということでした。そこでP300機能性脳波検査で脳波異常が出たので、ご本人は「やっぱり」と納得されたようです。

P300の脳波所見は、全体的に低調で、300マイクロセカンドのピークより前側に興奮波があって、GABA作動性ニューロンが足りないということ。

全体に左右差があって、血管障害か外傷の疑いがあるので、アギラー先生から「外傷歴を聞いてください」と言われたのですが、外傷歴は出てこなかったんです。

Lさんの場合、落ち込んでしまっていて、どちらかというと、「うつ」という感じでした。脳波所見として、双極性障害的ではあるのですが、生物学的に起きていることは、GABA

作動性ニューロンが足りないということで、双極性障害とは診断せず、「GABA作動性ニューロン欠損」と診断しました。

Lさんはてんかん発作波に近いものが側頭葉にも出ていて、「まずこれを治しましょう」ということで治療を開始しました。臨床症状として出てきているパニック障害は、GABA作動性ニューロンが欠失したために出てきた発作波による症状と考えています。アギラー先生の最初の治療ターゲットは、このてんかん発作波を消すことでした。

サイトカイン治療で発作波は消えてきたのですが、完全消失には至らなかったので、本当は消失するまで継続したかったのですが、経済的な状況から一時中断しました。そこでLさんは老人ホームへの入所権を解約して、治療を継続される選択をしました。治療してよくなればホームに入る必要はなくなりますし、結果から見れば選択は正しかった。

サイトカイン治療の前にTAMAS（磁気刺激装置）にも3～4回ぐらい通っていたと思います。ご本人もTAMASを1回すると2日間はいいのですが、すぐ元に戻るので止めて、大本の原因である脳波異常を治療したほうがいいだろうという結論に達しました。

サイトカインについては、アギラー先生が脳波所見から、通常は10ccから始めるところを15ccからスタートしています。これは、相当GABA作動性ニューロンが減っていて、

■ P300 機能性脳波

全体像

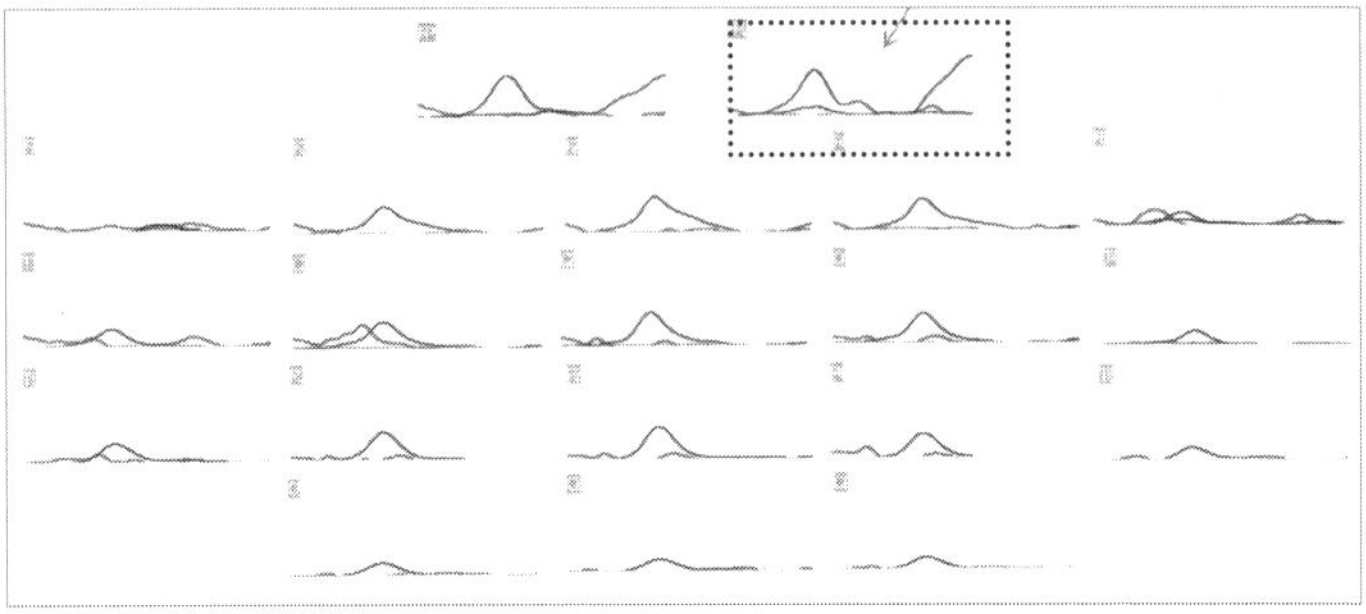

前頭葉極拡大

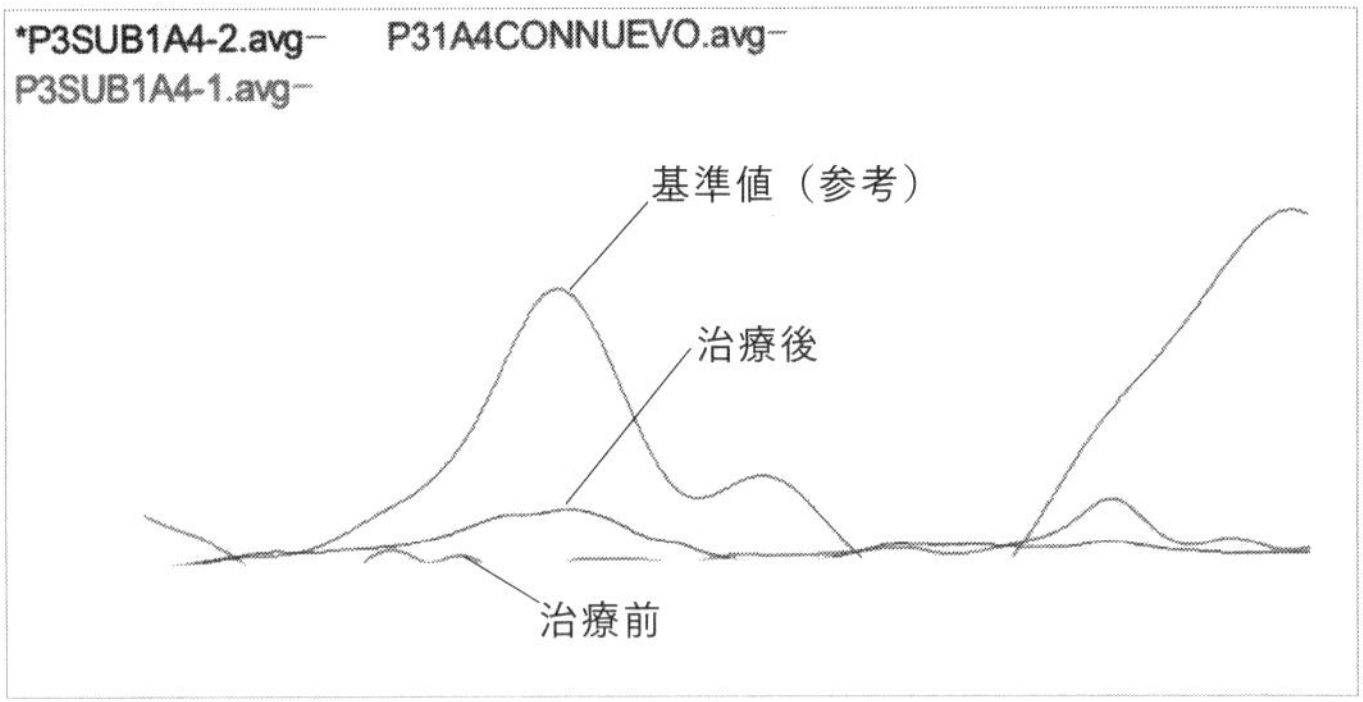

てんかん発作波が結構出ていたことによるもので、ご本人がメディカルドクターということもあって、説明して納得していただいて進めました。最初は「これでよくなるのかしら」と懐疑的でしたが、治療開始してから4か月～5か月経った第2クールの1、2か月目で、リカバリーしてきました。それだけ多くのGABA作動性ニューロンを欠失した状態だったことが、回復に時間がかかってしまった理由でしょう。

フードアレルギーに関して言うと、ハマグリとか、パン酵母、ビール酵母に強く出ています。特にグルテンに出たことから、リーキーガットを起こしているという診断をしました。

ご本人は、「精神的に随分落ち込んだところが回復してきた」ということを話されていましたが、私から見て一番変わったと感じるのは、明るくなったことです。雰囲気だけではなく、考え方も非常に明るくなって、人生を前向きにとらえるようになったと思います。

ご本人は茶事ができたことに、一つの目標を達成できた喜びを持たれていて、「2年半前に、ほぼ戻った」と言われています。今までは「施設に入るかどうか」という話だったのが、全く変わってきた。きっと社会復帰もできると思っています。Lさんの場合は、自分史も書かれているぐらいですし、リハビリ医長もなさっていた方ですから。私の父も85歳まで臨床医をしていましたが、「医者に戻ってはどうか」と勧めているところです。

おわりに

アルツハイマー病は認知症の60％以上を占め、いまだに原因が不明で、早期診断法も根本治療法も予防法も確立されていない。今では、高齢者医療費と介護費用の増加が国家予算を圧迫している。アルツハイマー病は認知機能を直撃するので、患者様個人の問題にとどまらず、家族問題、コミュニティーへの負担、地域社会への負担を生んでいる。

食事による認知症の予防法は将来的には確立すると期待されるが、現状で認知症を発症している人や発症前の段階にいる人にとっては、やはり有効な治療法が必須であろう。

神経再生ができればアルツハイマー病を克服できる道が開かれると期待している人も多いと思う。

教科書には、「幹細胞は脳の中にもあるが、歳を取ると減少してアルツハイマー病などの認知症では幹細胞がさらに減少している」と書かれている。

しかし、本当にそうであろうか？ これまでに医学の教科書が間違っていたことを目の当たりにしてきた私は、アルツハイマー病の患者の脳の中に、増やすことが可能な幹細胞がたくさん残っている可能性を探索した。

本書で紹介した神経再生療法は、本来、幹細胞がたくさん残っている小児を対象にした治療法である。使っているサイトカインは脳の発生プログラムを動かしている内因性のサイトカインである。つまり、胎児脳の脳の発生プログラムを再起動しているような治療なのである。

驚くべきことに、私が解毒・再生プログラムを応用したすべての認知症患者の脳の中で、胎児脳の発生プログラムが再起動し、神経再生が起きることが確認された。ついに神経再生治療が可能な時代になったことを確信した。

私は外来で本治療法のメカニズムを患者様とその家族に詳細に説明している。

神経幹細胞にサイトカインが結合する分子メカニズム、サイトカイン受容体から幹細胞にどのようなシグナルが伝達されて、神経細胞に分化のコミットメントが誘導されるか、神経細胞が突起を伸ばしてシナプスを形成すると神経伝達物質がターゲットの神経細胞に伝わり、電気信号として脳の中のネットワークを巡っていること、このネットワークの再構築が記憶や学習といった認知機能の再構築につながること、などである。

おそらく、患者様も家族も神経科学を専門にした専門家でない限り、私の話を理解できないと思う。しかし、私の外来ではすべての患者様とその家族のメンバーは、真剣に私の話を聞き、認知機能を回復する選択肢は、他には残されていないことを確信してこの治療を開始している。

神経再生治療が可能であったことは、30年間アルツハイマー病の研究をしてきた私自身にとっても驚きだった。しかし、この治療法が現在、アルツハイマー病をすでに発症した患者様にも「間に合った」ことに安堵を感じている。そうでなければ、私の30年にわたる研究はすべて無駄だったと言われても、私は反論できなかっただろう。

1日も早く、私の開発した治療プログラムが多くの患者様に提供できるように、この医療を展開したいと思う。そのことに同意してくれた、本書に登場した私の大切な患者様に感謝の意を表したい。

令和元年六月

お茶の水健康長寿クリニック 院長　　白澤 卓二

【著者紹介】
白澤 卓二（しらさわ・たくじ）

お茶の水健康長寿クリニック　院長
1958 年神奈川県生まれ
1982 年千葉大学医学部卒業後　呼吸器内科に入局
1990 年同大大学院医学研究科博士課程修了　医学博士
東京都老人総合研究所病理部門研究員　同神経生理部門室長、分子老化研究グループリーダー、老人ゲノムバイオマーカー研究チームリーダー
2007 年より 2015 年まで順天堂大学大学院医学研究科加齢制御医学講座 教授
2015 年より米国ミシガン大学医学部神経学　客員教授
2016 年より獨協医科大学医学部生理学（生体情報）講座　特任教授
お茶の水健康長寿クリニック院長（2018 年より現職）

BookDesign：山田知子（チコルズ）
イラスト　：わたなべさちこ（アトリエタマ）

認知症生還者《サバイバー》の証言

2019 年 6 月 21 日　第 1 刷発行

著　者——白澤 卓二
発行者——徳留慶太郎
発行所——株式会社すばる舎
〒 170-0013 東京都豊島区東池袋 3-9-7 東池袋織本ビル
TEL　03-3981-8651（代表）03-3981-0767（営業部直通）
FAX　03-3981-8638
URL　http://www.subarusya.jp/
振替　00140-7-116563
印　刷——株式会社シナノ

落丁・乱丁本はお取り替えいたします
©Takuji Shirasawa 2019 Printed in Japan
ISBN978-4-7991-0774-4

すばる舎　好評既刊のご案内

解毒・神経再生治療で

アルツハイマー病は予防・治療できる！

お茶の水健康長寿クリニック院長　白澤 卓二

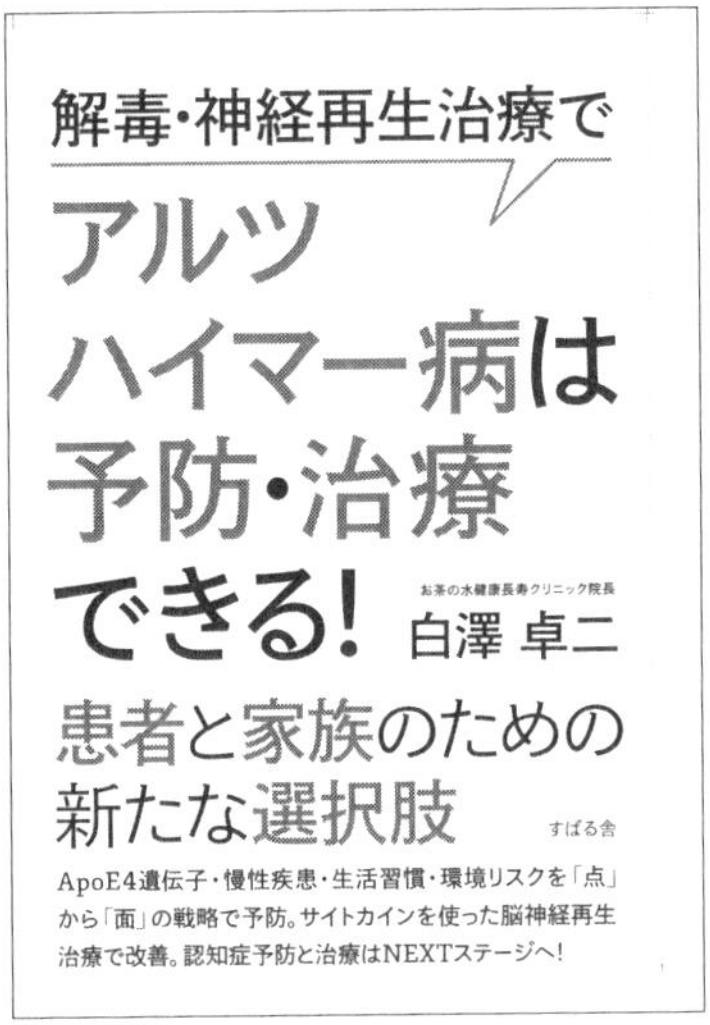

認知症・アルツハイマー病の治療は新たなステージへ！

アルツハイマー病は、ApoE 遺伝子リスク、炎症、脳や全身の栄養不足、カビや重金属による毒物曝露など、複合的な原因によって発症する病気です。これらの原因で死滅した脳神経細胞を再生させる治療が始まっています。

本体価格 1,500 円＋税

ISBN978-4-7991-0746-1